AF500951

TRAITEMENT DU CANCER

ET

DES AFFECTIONS SCROFULEUSES.

PARIS. Imprimerie de H. V. DE SURCY et Ce, rue de Sèvres, 37.

TRAITEMENT
DU CANCER

ET

DES AFFECTIONS SCROFULEUSES

PAR L'ACIDE NITRIQUE SOLIDIFIÉ,

SUIVI

DE RÉFLEXIONS SUR LES AVANTAGES DE L'EMPLOI DE L'ALUN DANS LE PANSEMENT DES PLAIES,

LU A L'ACADÉMIE DES SCIENCES LE 16 AOUT 1847.

PAR

A. RIVALLIÉ,

Docteur en Médecine de la Faculté de Paris, etc.

Avec trois planches coloriées.

A PARIS.

CHEZ L'AUTEUR, 13, RUE DU DRAGON.

ET CHEZ GERMER-BAILLIÈRE, LIBRAIRE,

17, RUE DE L'ÉCOLE-DE-MÉDECINE.

—

1850.

INTRODUCTION.

Cet ouvrage, dont j'ai eu l'honneur de lire le résumé à l'Académie nationale des Sciences le 16 août 1847, se divise en deux parties.

Dans la première, après avoir étudié la cautérisation considérée comme une opération chirurgicale, je fais connaître les avantages immenses que, dans le traitement des affections cancéreuses et scrofuleuses, on peut retirer de l'emploi des caustiques et surtout de l'acide nitrique solidifié, qu'avant mes observations les chirurgiens ne connaissaient pas. Les considérations thérapeutiques, dans lesquelles je suis entré relativement à ce caustique, reposent sur un nombre de faits assez considérable, que j'ai pu observer et recueillir, depuis que, dans ma pratique, j'ai substitué les caustiques à l'instrument tranchant. Les résultats auxquels je suis arrivé par l'emploi de cet agent chimique, et que l'on trouvera consignés dans cet ouvrage d'une manière étendue, sont tellement positifs, quelques-uns même sont tellement remarquables, que depuis longtemps j'ai pu me faire une juste idée des bons effets que, dans certains cas désespérés, on peut retirer de l'emploi de l'acide nitrique solidifié.

L'examen de quelques-uns des malades que j'ai traités, et qui se trouvent dans ce moment à Paris, suffirait, je pense, à quiconque voudrait juger par lui-même des résultats que je prétends avoir obtenus. Une de mes malades, que j'ai guérie d'un cancer de l'extrémité inférieure des deux os de l'avant-bras droit, affection qui avait été jugée incurable par plusieurs chirurgiens de mérite, et dont la guérison ne devait avoir lieu qu'au prix de l'amputation du membre, a été présentée à l'Institut; il me serait encore facile de la montrer à quiconque douterait d'une telle guérison. Mais que l'on ne se méprenne point sur l'idée principale qui règne dans cet ouvrage. Je ne viens pas prétendre qu'avant mes observations la science ne possédait pas des cas de guérison remarquables obtenus par les caustiques; je veux seulement faire voir : d'abord, que c'est bien à tort que depuis quelques années on a négligé l'emploi de ces agents thérapeutiques; en second lieu, qu'ils sont destinés à rendre de grands services dans les cas où l'instrument tranchant ne peut agir, ou offre quelque répugnance aux malades; enfin, que les résultats que l'on obtient par leur emploi et surtout avec l'acide nitrique solidifié sont plus avantageux que ceux que l'on retire de l'instrument tranchant.

La seconde partie de cet ouvrage comprend quelques considérations sur les avantages de l'alun employé dans le pansement des plaies, et considéré comme agent désinfectant. Tout le monde le sait, l'alun est employé depuis longtemps en chirurgie pour ranimer les plaies blafardes, fongueuses, de mauvais aspect; mais ce n'est pas seulement dans ces cas que je crois que son emploi peut être avantageux. Depuis quelques années, je m'en sers pour panser toutes les plaies, même celles qui sont récentes, et c'est sous ce point de vue que je crois utile de faire connaître les heureux résultats que j'en ai obtenus; car, nulle part dans les auteurs, je ne l'ai vu indiqué dans ces cas. Il me semble aussi que les détails, dans lesquels j'entrerai concernant ce nouveau topique employé dans les plaies de bonne nature, offriront quelque intérêt sous le point de vue de la marche qu'il implique à ces lésions.

Je m'occuperai également de la propriété désinfectante de cet agent chimique, et j'espère prouver que, sous plusieurs points de vue, il peut avantageusement remplacer les antiseptiques les meilleurs, le quinquina par exemple, que la matière médicale met à notre disposition.

Telles sont en peu de mots les idées principales qui servent de base à cet ouvrage. Après les nombreux travaux qui m'ont été nécessairement indispensables pour former mon opinion sur ces divers sujets, je serais heureux si mes observations pouvaient contribuer à généraliser l'emploi de ces agents thérapeutiques, et surtout de l'acide nitrique solidifié, dont les avantages sont ou ignorés, ou parfois injustement méconnus.

PREMIERE PARTIE.

CHAPITRE Ier.

NOTIONS GÉNÉRALES ET HISTORIQUES SUR LES DIVERS CAUSTIQUES ET SUR LEURS APPLICATIONS THÉRAPEUTIQUES.

L'emploi des caustiques remonte aux premiers temps de la médecine. Ainsi, dans le traité des plaies d'Hippocrate, on trouve indiqués l'alun, l'arsenic, le sulfate de cuivre, etc., etc., dans le traitement des plaies anciennes et des callosités qui les environnent. Les auteurs qui vinrent après lui recommandèrent également l'emploi de ces agents chimiques, et leur trouvèrent même de nouvelles applications. Aétius et Paul d'Égine, entre autres, en faisaient, à ce qu'il paraît, un fréquent usage. On trouve également dans Galien et Cœlius Aurélianus de nombreux passages dans lesquels on remarque le degré de confiance qu'ils avaient dans l'emploi de ces agents.

Albucasis, Guy de Chauliac et Avicenne donnèrent à la cautérisation un peu plus d'extension qu'elle n'en avait eue avant eux. C'est ainsi, par exemple, que le premier la divisa en actuelle et potentielle, selon les divers agents que l'on emploie.

Ambroise Paré croyait que, de son temps, l'usage des caustiques était trop fréquent. Il excluait d'abord de sa pratique ceux qui sont vénéneux. Quant aux autres, il s'en servait dans un certain nombre de circonstances.

Il était nécessaire de faire connaître ce que les auteurs les plus anciens pensaient de la cautérisation, car autrement on ne peut retirer aucun avantage de ce qu'ils disent de cette méthode opératoire.

On consultera avec beaucoup plus de fruit des travaux plus récents, dans lesquels la cautérisation est traitée avec plus de détails. C'est surtout dans les mémoires de l'ancienne Académie de chirurgie, que l'on trouvera des notions exactes, soit sur certains caustiques, soit sur leurs applications en chirurgie. Je ne ferai que citer les mémoires de Pibrac sur l'usage du sublimé corrosif, de Charmetton sur les applications des caustiques dans les maladies chirurgicales, de Nannoni sur la même question.

Quelques thèses soutenues dans ces dernières année renferment également quelques considérations intéressantes sur la cautérisation et les caustiques; celle de M. Hardy par exemple, sur l'emploi des caustiques dans le traitement des affections du col de l'utérus, dans laquelle l'auteur passe en revue les divers caustiques qui sont employés dans ces maladies.

Quelques articles insérés dans les journaux de médecine sont consacrés, soit à des essais de nouveaux caustiques, soit à de nouvelles applications chirurgicales.

Il est à remarquer que c'est surtout dans le cancer que

les caustiques ont été employés; et les chirurgiens savent combien de charlatans ont profité de la gravité de cette affection, et surtout de la frayeur que le mot seul répand dans l'esprit du public, pour le tromper par l'invention de remèdes toujours secrets et toujours infaillibles dans leurs résultats. L'emploi de ces remèdes remonte à une époque très-reculée, comme on peut en juger par la pièce suivante :

Mercure de France, décembre 1789. — « Cancers vo-« lumineux du sein guéris par le caustique inventé par « M. Dovez, ancien chirurgien de l'hôpital militaire « au cap Français (île Saint-Domingue). »

Suivent quelques cas de guérison, terminés par ces mots qui démontrent jusqu'où peut aller le charlatanisme : « Le sieur Dovez a l'honneur de prévenir le pu-« blic qu'il ne confie son caustique à personne, qu'il « faut par conséquent que les dames des provinces vien-« nent à Paris. »

Je n'ai relaté ce fait qu'à l'appui de ce que j'avais dit des remèdes secrets employés si souvent dans le cancer.

Parmi les ouvrages importants sur le traitement du cancer, je citerai celui du docteur Canquoin dans lequel on peut voir les résultats avantageux qu'il a obtenus de l'emploi du chlorure de zinc.

Quant à moi, je n'ai pas envisagé, dans cet ouvrage, la question sous le même point de vue que le médecin que je viens de citer. Embrassant l'emploi des caustiques dans toutes les affections chirurgicales, j'ai voulu, par des observations probantes, montrer aux chirurgiens que jusqu'alors le cadre de la cautérisation avait à tort été rétréci, qu'il fallait l'élargir, et que les caustiques étaient destinés à rendre de plus grands services que ceux qu'on leur reconnaît généralement.

Je ne me suis pas étendu sur cette partie historique,

convaincu qu'elle est la moins importante de cet ouvrage. Néanmoins, dans le courant de ce travail, j'aurai soin de citer, quand il le faudra, les noms des chirurgiens qui, avant moi, auraient fait quelques expériences que j'aurai renouvelées.

Il existe un très-grand nombre de caustiques, mais tous n'agissent pas de la même manière; c'est d'après cette différence d'action qu'on a voulu les diviser en escharotiques et en cathérétiques; les premiers produisant une eschare facilement appréciable; les seconds, au contraire, produisant une vive irritation ou une eschare très-peu épaisse. Cette division ne peut pas être admise; car, comme on le prévoit, le degré d'action des caustiques dépend de certaines circonstances qui peuvent l'augmenter ou le diminuer: telles sont la texture et la sensibilité des parties sur lesquelles on les applique, le degré de concentration et la durée de leur application.

On a voulu diviser les caustiques d'après la facilité plus ou moins grande avec laquelle ils sont absorbés. C'est à Schwilgué qu'il faut rapporter cette classification. Elle n'a pas été adoptée dans la science.

Une autre classification a pris pour base la nature même du caustique. Elle comprend quatre divisions : la première renferme les caustiques *métalliques*, tels que le nitrate d'argent, le sublimé corrosif, le précipité rouge, le sulfate de cuivre, l'acétate de cuivre, etc.;

La seconde comprend les caustiques dits *alcalins*, ainsi la potasse caustique, l'ammoniaque.

La troisième, les acides *minéraux* concentrés, tels sont les acides sulfurique, hydrochlorique et nitrique.

Enfin, la quatrième est formée des caustiques appelés *terreux*, la chaux vive et l'alun calciné.

Ces classifications n'ayant rien de pratique qui pût guider dans l'application des caustiques, Sanson, dans le cinquième volume du Dictionnaire de médecine et de chirurgie pratique, les distingua d'après l'état sous lequel ils se présentent à nous; c'est d'après ce principe qu'il étudie à part les caustiques à l'état *pulvérulent*, les caustiques à l'état *solide*, les caustiques à l'état *mou*, et enfin les caustiques à l'état *liquide*. Ces diverses classes comprennent tous les caustiques dont les chirurgiens peuvent se servir.

Caustiques solides.

Cette classe comprend :

1° La potasse connue sous le nom de potasse à l'alcool ou de potasse à la chaux, selon le mode de préparation.

2° Le caustique de M. Filhos, qui est composé de potasse 200 grammes, et chaux vive 100 grammes. Ce caustique a le grand avantage de ne pas se liquéfier, de telle sorte que l'on peut le porter jusque sur le col de l'utérus, sans crainte de voir survenir d'accidents sérieux qu'entraînerait après lui un caustique qui se liquéfierait facilement.

3° La soude; ce caustique n'est pas employé.

4° La chaux; on l'emploie combinée à d'autres substances.

5° Le nitrate d'argent, dont on fait un si fréquent usage en chirurgie, pour les cautérisations superficielles.

6° Le sulfate de cuivre, employé dans les mêmes cas que le nitrate d'argent.

Caustiques pulvérulents.

Ces caustiques étaient beaucoup employés autrefois. Telles sont les poudres de sulfate de fer, de sulfate de cuivre, de sabine, etc., etc.; elles sont presque complétement abandonnées aujourd'hui. Il faut en excepter l'alun dont l'usage n'est pas encore suffisamment répandu en chirurgie, et dont mes travaux ont pour but de faire connaître les immenses avantages.

Caustiques mous.

Ces caustiques sont employés à l'état de pâte. Ils comprennent :

1° Les pâtes arsenicales, dont l'emploi était si fréquent dans le cours du siècle dernier et dans le commencement de celui-ci. Ces caustiques sont maintenant beaucoup moins employés, à cause des faits d'intoxication que les chirurgiens ont eu à observer. Ces pâtes arsenicales ne sont pas toutes préparées de la même manière. Voici les formules de celles qui ont encore quelque vogue :

1° Poudre arsenicale de Rousselot :

Sang-dragon......	2 onces	mêlez exact.
Cinabre..........	2 onces	
Arsenic blanc.....	2 gros	

2° Poudre arsenicale du frère Côme :

Cinabre..........	2 onces	mêlez exact.
Sang-dragon......	1/2 once	
Arsenic blanc.....	2 gros	
Poudre de savate brûlée..........	2 gros	

3° Poudre arsenicale du professeur A. Dubois :

Sang-dragon......	2 onces	mêlez exact.
Cinabre..........	1 once	
Arsenic blanc.....	1 gros	

2° Pommade ammoniacale. C'est à M. Gondret qu'on doit d'avoir incorporé l'ammoniaque, qui est si volatile, à des substances qui en font une pâte dont l'action est très-puissante. Voici la formule qu'il a donnée :

Suif......................	1 partie.
Axonge....................	1 partie.
Ammoniac à 25°............	2 parties.

3° Pâte de chlorure de zinc. Dès l'année 1824, le docteur Canquoin expérimenta le chlorure de zinc en nature; mais certaines considérations importantes, concernant l'application de ce caustique, firent qu'il l'associa d'abord à du sulfate de chaux, puis à de la gomme, et enfin à de la farine, substance à laquelle il s'est définitivement arrêté. Tout le monde connaît le traité du cancer du docteur Canquoin, ouvrage dans lequel il annonce qu'il a trouvé un moyen puissant pour détruire les tumeurs cancéreuses. Voici les diverses formules du caustique dont il se sert; l'énergie de chacune d'elles varie avec la quantité de farine qu'elle contient :

Première préparation.

Chlorure de zinc.............	1 partie.
Farine......................	1 partie (en poids).

Deuxième préparation.

Chlorure de zinc.............	1 partie.
Farine......................	2 parties.

Troisième préparation.

Chlorure de zinc.............	1 partie.
Farine......................	3 parties.

Quatrième préparation.

Chlorure de zinc.............	1 partie.
Chlorure d'antimoine..........	1 partie.
Farine......................	1 partie et demie.

Eau commune, de 30 à 40 gouttes par once de chlorure pour chacune de ces préparations.

4° Caustique de Vienne. Ce caustique résulte de la combinaison de 3 parties de potasse et de deux parties de chaux vive, réduites en poudre dans un mortier en fer bien chauffé. Pour l'appliquer, on l'unit à une petite quantité d'alcool, d'eau de Cologne, ou de tout autre spiritueux, de manière à en faire une pâte assez ferme.

5° Caustique composé de safran et d'acide sulfurique. Ce caustique employé depuis longtemps, car dès 1838 le docteur Canquoin le signalait dans son ouvrage en termes qui prouvent qu'on le connaissait avant lui, a été reconnu par M. le professeur Velpeau, comme donnant des résultats dignes d'attention. La *Gazette des Hôpitaux* (5 juin 1845) contient le résumé des observations de ce professeur sur l'emploi de ce caustique. « Pour concréter, « dit-il, l'acide sulfurique sous forme de pâte ductile, « ou plutôt de pommade un peu consistante, non sus- « ceptible de fuser au delà des limites qu'on lui a tra- « cées, il a fallu passer par une foule d'essais et de tâ- « tonnements ; il s'agissait de trouver un corps qui, « associé au liquide minéral, concréterait celui-ci à l'état « humide sans lui enlever ses qualités caustiques. On « s'est arrêté au safran, qu'on incorpore aisément en « quantité suffisante pour faire une pommade de con- « sistance convenable. »

Ce caustique a l'inconvénient de produire une eschare qui ne se détache qu'au bout de 10 à 15 jours, et quelquefois davantage.

6° Pâte caustique de M. Payan. Ce caustique est peu connu, et employé seulement par son auteur ; voici quelle en est la composition :

Sulfate de cuivre pulvérisé... q. variable.
Jaune d'œuf............... q. s.
Pour faire une pâte molle.

Si les propriétés, que l'auteur lui reconnaît, existent réellement, nul doute que ce caustique puisse être avantageusement employé.

7° Caustique Calcaire savonneux. Ce caustique, généralement abandonné aujourd'hui que l'on en possède de plus actifs, est formé par le mélange intime de 3 parties en poids de chaux vive et de deux parties de savon bien sec, l'un et l'autre réduits en poudre. Quand on veut s'en servir, on le délaie avec un peu d'alcool rectifié, de manière à en faire une pâte de légère consistance.

Caustiques liquides.

Le nombre de ces caustiques est plus grand que celui des corps que je viens de passer en revue. Je ne citerai que ceux qui ont eu quelque vogue, ou dont on se sert maintenant.

1° L'acide fluorique fut employé en 1815 et 1816 par Dupuytren; à cette époque il y avait une épidémie de pourriture d'hopital à l'Hôtel-Dieu. On fut obligé de suspendre l'emploi de ce caustique, tellement étaient vives les douleurs qu'il faisait éprouver au malade.

2° L'acide sulfurique en contact avec nos tissus les corrode et les charbonne; c'est un des acides les plus caustiques que la thérapeutique possède; il n'est presque plus employé par les chirurgiens.

3° L'acide nitrique ordinaire, tel qu'il est répandu dans le commerce, est employé en chirurgie, mais seulement dans des cas de cautérisation superficielle, à cause même de l'oubli dans lequel ce caustique est plongé. Jusqu'avant mes observations il n'avait été incorporé à aucune substance, aussi n'était-il que d'un faible secours en chirurgie. La manière dont je m'en sers, et qui sera indiquée longuement dans un prochain chapitre, fera comprendre combien le rôle de cet acide est changé, et combien ses avantages sont supérieurs à ceux des autres caustiques.

4° L'acide chlorhydrique. Retiré de l'oubli par M. Bretonneau, ce caustique est généralement employé de nos jours dans les affections couenneuses des membranes muqueuses; il produit une eschare superficielle blanchâtre, qui se détache facilement.

5° L'ammoniaque. J'ai montré qu'incorporé à de certaines substances, il constitue la pommade de Gondret. Ce n'est que sous cet état qu'il peut être employé comme caustique.

6° Le deuto-nitrate de mercure a été employé par M. Récamier dans le traitement externe du cancer. C'est un caustique très-énergique. Il paraît qu'il expose les malades à l'intoxication mercurielle, dont la salivation est un des phénomènes. On a eu l'occasion d'observer cet accident chez les femmes atteintes d'ulcérations du col de l'utérus que l'on cautérisait avec ce liquide. C'est pour éviter ce grave accident, que M. Mialhe a proposé un proto-nitrate de mercure liquide, dont voici la formule :

Proto-nitrate de mercure basique.	30 gr.
Acide nitrique................	20 gr.
Eau distillée.................	100 gr.

7° Le chlorure d'or dissous dans l'eau régale a été employé pour détruire des tubercules cancéreux. On ne s'en sert plus aujourd'hui.

8° Le beurre d'antimoine ou chlorure d'antimoine, à l'état liquide, a été surtout préconisé contre les morsures des animaux venimeux.

9° La teinture concentrée d'iode est un caustique qui agit assez superficiellement, et dont on se sert dans certains cas. C'est plutôt un cathérétique qu'un caustique.

Tels sont les différents caustiques généralement connus en chirurgie. Tous, comme on le sait bien, ne sont pas employés ; néanmoins, pour être complet, j'ai cru nécessaire de les citer. J'aurai pu peut-être faire suivre cette énumération de quelques considérations physiologiques concernant les phénomènes pathologiques qui succèdent à l'application de chacun d'eux; cependant j'ai pensé que, cet ouvrage étant spécialement réservé à faire connaître de nouveaux faits dans lesquels le rôle des caustiques et surtout de l'acide nitrique solidifié a été puissant et avantageux, je devais sacrifier cette partie théorique à ce que la cautérisation a de véritablement utile, c'est-à-dire sa partie pratique.

CHAPITRE II.

CAUSTIQUES DONT JE ME SERS LE PLUS COMMUNÉMENT.

Les caustiques auxquels je donne la préférence dans le traitement des affections chirurgicales, sont : en première ligne, l'acide nitrique solidifié ; et en seconde, la potasse caustique, le caustique Filhos, le caustique de Vienne, la pâte au chlorure de zinc et le nitrate d'argent. Pour injections, j'emploie la liqueur de Ganal, la teinture d'iode, et l'alun en dissolution.

D'après l'usage que j'ai fait d'un grand nombre de caustiques, j'ai vu qu'avec ceux que je viens de citer, mais surtout avec l'acide nitrique solidifié, on pouvait arriver à des résultats très-avantageux.

Les accidents que l'on a eu quelquefois à déplorer, par suite de l'application des préparations arsenicales, m'ont toujours détourné de l'emploi de ces caustiques; j'ai suivi en cela la pratique de presque tous les chirurgiens de notre époque; car, il faut le dire, aujourd'hui ces caustiques sont presque abandonnés : comment du reste pourrait-il en être autrement, quand on sait que d'autres topiques, qui n'entraînent avec eux aucun accident, ont une action aussi puissante.

J'emploie rarement le chlorure de zinc, car je lui reconnais deux inconvénients très-graves : d'abord, il ne peut agir que sur la peau dénudée de son épiderme, en second lieu les douleurs qu'il occasionne sont intolérables : cependant, dans certains cas, il peut être avantageux.

Si l'on veut se servir du chlorure de zinc, tous les chirurgiens savent qu'auparavant il faut avoir le soin d'appliquer un premier caustique, le caustique de Vienne par exemple, pour détruire la surface cutanée, et que ce n'est qu'après avoir enlevé l'eschare que l'on peut se servir de ce caustique. Ce double emploi de caustiques, comparé aux résultats que l'on obtient par l'application du chlorure de zinc, m'a semblé assez long pour le rejeter de ma pratique, persuadé qu'avec d'autres caustiques, on peut obtenir des guérisons plus promptes et aussi durables que celles que le chlorure de zinc a données jusqu'à ce jour. D'après certains chirurgiens, il paraît que ce caustique est seul appelé à rendre de grands services à la chirurgie dans le traitement du cancer; et cependant, si l'on examine les guérisons que j'ai obtenues avec l'acide nitrique solidifié, dans des cas plus désespérés que ceux qu'ils citent, on verra que ce caustique n'est pas aussi spécifique qu'ils ont bien voulu le dire.

Il est un autre motif très-valable et que le chirurgien doit avoir en vue, malgré la découverte des puissants anesthésiques qu'il peut employer aujourd'hui, c'est la douleur insupportable que l'application du chlorure de zinc occasionne. Chez une de mes malades, dont l'observation sera rapportée plus loin, et qui était atteinte d'un cancer de l'avant-bras, une seule application de ce caustique fut si douloureuse qu'elle était bien décidée à ne plus se soumettre à une pareille cautérisation, et, s'il le fallait, à garder plutôt son mal. Cette femme, comme on le verra, souffrait depuis plusieurs années, et pour consentir à souffrir encore et à mourir par suite des progrès continuels que faisait le mal, il fallait, comme on doit bien le comprendre, que les douleurs, que le chlorure de zinc avait fait naître, fussent bien insupportables. Du reste, M. Robert, chirurgien de l'hôpital Beaujon, rapporte dans sa thèse de concours, sur le traitement des affections cancéreuses, des faits analogues à celui que je viens de citer.

Ces deux motifs m'ont donc fait renoncer presque complétement à l'emploi du chlorure de zinc, que je remplace très-avantageusement par l'acide nitrique solidifié.

Quant aux autres caustiques, que j'ai cités dans la première partie de ce mémoire, ils sont pour la plupart jetés dans l'oubli : je n'ai donc pas cru nécessaire de m'en occuper et de les expérimenter.

Ceux auxquels je donne la préférence sont les plus simples et les plus faciles à manier :

1° *Potasse caustique.* — Il est rare que j'emploie dès le début la potasse caustique, je fais précéder son application de celle du caustique de Vienne. Je l'emploie à l'état de petits cylindres que l'on applique très-facilement, au moyen d'une petite pince, et que l'on peut laisser quelques minutes sur la partie que l'on veut cautériser. Quand je l'emploie seule, j'en applique un petit morceau. Du reste, cette application, quoique douloureuse, est assez supportable. L'eschare que l'on obtient est assez profonde, et en laissant ce caustique deux ou trois heures en place, on peut, sans courir aucun danger, détruire la peau dans toute son épaisseur.

2° *Caustique de Vienne.* — Ce caustique me rend quelques services dans les cautérisations. Mélangé avec un peu d'alcool, d'eau de Cologne ou d'eau pure seulement, quand je n'ai pas de spiritueux, il se forme une pâte que l'on applique facilement sur la partie que l'on veut cautériser. Il suffit de 10 à 15 minutes pour obtenir une eschare d'une assez grande profondeur. C'est un très-bon caustique pour attaquer des tissus morbides assez durs, tels que le squirrhe, les ganglions scrofuleux, les cicatrices vicieuses, etc. Les malades supportent assez facilement, pendant quelques minutes, l'application de ce caustique, qui n'a pas, comme le chlorure de zinc, l'inconvénient de rester maintenu pendant 24 heures, c'est-à-dire de renouveler à chaque minute des douleurs intolérables. Le caustique de Vienne une fois enlevé, les malades oublient au bout de quelques heures les douleurs qu'ils ont éprouvées quelques instants auparavant; seulement, il a l'inconvénient de fuser sur les tissus voisins.

J'emploie communément la potasse caustique et le caustique de Vienne, l'un après l'autre. L'avantage que je trouve dans cette manière d'opérer est d'attaquer profondément un organe malade sans avoir besoin de le détruire dans une grande largeur. L'eschare, une fois faite avec le caustique de Vienne, me sert de limite que je dépasse rarement dans les squirrhes du sein, par exemple; c'est sur cette première eschare que j'applique la potasse caustique pour perforer pour ainsi dire la tumeur. La forme même que je donne à la potasse caustique fait que j'arrive facilement à ce résultat; il est certains cas, par exemple, qui ne pourraient pas permettre l'application continuelle du caustique de Vienne par suite de la position déclive de l'organe que l'on attaque, c'est alors que la potasse caustique est avantageusement employée; car sa dureté, malgré sa déliquescence, et surtout la facilité que l'on a de la maintenir en place ou de la changer selon le besoin, font qu'elle peut être facilement appliquée.

Il est un mélange dont l'action est assez énergique et dont

je me suis servi quelquefois avec avantage ; ce mélange est composé de *potasse caustique et de poudre de caustique de Vienne*. Le hasard a fait que, sans le vouloir, j'ai employé ces deux caustiques réunis ; le résultat que j'ai obtenu a été très-avantageux. J'avais dans un petit flacon de la poudre de caustique de Vienne dans laquelle j'avais mis de petits cylindres de potasse caustique. Voulant faire une cautérisation, je pris un de ces petits cylindres qui était couvert de poudre de Vienne, et je l'appliquai sur la partie que je voulais cautériser. Au bout de quelques minutes, j'obtins une eschare profonde sans avoir occasionné à la malade de fortes douleurs. Surpris de ce résultat, je voulus savoir à quoi il tenait; je m'aperçus, qu'au lieu d'avoir mis les cylindres de potasse dans une poudre inerte dont je me sers habituellement pour les conserver, je les avais renfermés dans le flacon qui contient la poudre de Vienne. Cet effet du hasard m'a permis de constater les avantages que l'on obtient du mélange de ces deux caustiques. Depuis lors je continue à l'employer et je m'en trouve très-bien.

3° *Acide nitrique solidifié monohydraté. Ses avantages.* —L'acide nitrique, depuis longtemps employé en nature en chirurgie, ne peut nullement servir à détruire des tissus morbides assez étendus. On l'emploie bien pour faire des cautérisations superficielles, telles que celles du col de l'utérus dans les cas d'ulcérations, mais jusqu'alors on n'a pas songé à l'utiliser comme agent destructeur du tissu encéphaloïde ; cependant, sa propriété caustique, aussi bien connue que celle de l'acide sulfurique, aurait dû faire comprendre qu'il pouvait rendre d'aussi grands services que ce dernier.

Il y a quelques années que j'eus l'idée de m'en servir pour détruire des tissus encéphaloïdes, persuadé que son action devait être puissante. La seule difficulté, qui se présentait, était de pouvoir le solidifier de manière à le maintenir quelques instants appliqué sur la partie malade, sans crainte de le voir fuser sur les tissus voisins. J'imaginai donc un moyen convenable et d'une exécution très-simple et très-facile. Je l'associai à de la charpie. Les premiers essais que je fis furent sur une dame qui portait un cancer ulcéré situé à l'extrémité inférieure de l'avant-bras droit. J'ai déjà eu du reste l'occasion de rapporter cette observation dans *l'Union médicale*, avec tous les détails nécessaires à l'intelligence du sujet (voir *l'Union médicale*, 14 juillet 1849).

Depuis cette époque, de nouveaux faits, que j'ai observés, sont venus me confirmer dans l'opinion que je m'étais déjà faite sur l'efficacité réelle de ce caustique, de sorte que je suis persuadé, que non-seulement il peut être placé au nombre des caustiques les plus puissants, mais encore que, dans certains cas, il remplace d'une manière avantageuse ceux qui, jusqu'alors, ont été le plus fréquemment employés.

Voici de quelle manière j'emploie ce caustique : Après avoir examiné attentivement les tissus que je veux détruire, je prépare quelques gâteaux de charpie que je place dans un vase de terre, puis je verse dessus, goutte à goutte, une certaine quantité d'acide nitrique à son plus haut degré de concentration; à cet état l'acide nitrique ne contient qu'un équivalent d'eau. Immédiatement après, du mélange de ces deux corps résulte une pâte gélatineuse, à laquelle je donne la forme nécessaire pour qu'elle puisse facilement s'appliquer sur les tissus ; de longues pinces me servent à prendre ce caustique et à l'étendre sur les parties que je veux détruire. Je le laisse en place quinze à vingt minutes, puis je l'enlève avec précaution. De cette manière j'obtiens une eschare qui a généralement de quatre à cinq lignes d'épaisseur.

Cependant, il est des cas où ce caustique peut rester vingt-quatre heures en place, c'est lorsque le chirurgien veut détruire une tumeur encéphaloïde volumineuse; alors il ne doit pas craindre d'agir promptement, soit pour arrêter les hémorrhagies fréquentes auxquelles le malade est exposé, soit pour obtenir plus rapidement la guérison de cette affection.

Avant de commencer la cautérisation avec l'acide nitrique, il est convenable d'entourer les tissus morbides avec des compresses mouillées, afin de mettre les parties voisines à l'abri du contact du caustique qui pourrait peut-être fuser dans quelques points, surtout si l'on opère certaines tumeurs volumineuses et proéminentes.

Le caustique ayant été appliqué avec précaution, je l'enlève ou bien je le laisse vingt-quatre heures, selon l'étendue des tissus morbides et le degré de profondeur que je veux atteindre. Dans ce dernier cas, je couvre le caustique de gâteaux de charpie mouillés, et je maintiens le tout avec des compresses et une bande.

Si le caustique n'a besoin d'être appliqué que pendant quelques minutes, je le laisse le laps de temps nécessaire, puis je l'enlève, en ayant soin de le remplacer également par des gâteaux de charpie imbibés d'eau, ou mieux, d'une dissolution de sulfate acide d'alumine et de potasse.

Il est une recommandation que je ne manque jamais de faire aux malades soumis à ce traitement, c'est d'avoir soin d'imbiber l'appareil, au moins toutes les heures, avec cette dissolution. C'est le seul moyen d'empêcher le développement d'accidents inflammatoires qui pourraient aggraver la position des malades, ou même retarder leur guérison. Du reste, ce n'est pas ici le lieu de parler des avantages réels que la chirurgie doit retirer de l'emploi de l'alun. Plus tard, j'espère faire connaître les résultats heureux que j'en ai obtenus, et démontrer d'une manière évidente les services qu'il est destiné à rendre dans les affections chirurgicales.

Les douleurs qui surviennent à la suite de l'emploi de ce caustique ne sont réellement vives que lorsqu'il est obligé d'attaquer la peau ; car, s'il agit sur des tumeurs ulcérées, les douleurs cessent au bout de deux ou trois heures. Le reste du temps, les malades ne se plaignent en aucune façon et n'ont pas la moindre réaction fébrile, malgré la puissance énergique de ce caustique.

Le lendemain, si le caustique est resté vingt-quatre heures en place, j'obtiens une eschare épaisse, jaune, de consistance de champignon et pouvant facilement s'enlever. Voici comment je m'y prends : je la gratte légèrement avec le bout d'une spatule, et peu à peu elle tombe par morceaux assez épais, de sorte qu'au bout de quelques minutes j'arrive jusqu'à la partie profonde de l'eschare sur la limite des tissus qui n'ont pas encore été attaqués. Il faut alors prendre de grandes précautions pour ne pas les déchirer quand on agit sur une tumeur encéphaloïde; car ce tissu est si mou et si riche en vaisseaux, que la moinde déchirure pourrait fournir une hémorrhagie abondante, qui non-seulement affaiblirait le malade, mais encore gênerait considérablement le chirurgien dans l'emploi du caustique.

Tous les jours je renouvelle cette cautérisation en prenant les mêmes précautions. C'est par ce moyen que je suis parvenu à détruire assez rapidement, et toujours sans le moindre accident, des tumeurs encéphaloïdes très-volumineuses et qui avaient été le siége d'abondantes hémorrhagies.

Il est important que le chirurgien ait à sa disposition de l'acide nitrique à son plus haut degré de concentration ; car j'ai remarqué depuis longtemps que, lorsqu'on emploie l'acide nitrique ordinaire, les douleurs qu'il occasionne sont excessivement vives, la cautérisation très-superficielle, et les fusées de caustique très-faciles ; car il ne peut se solidifier en se combinant avec la charpie. On comprend dès lors combien il est indispensable que les chirurgiens se procurent de l'acide nitrique très-concentré, s'ils veulent juger par eux-mêmes une méthode qui, entre mes mains, a continuellement réussi.

Je regarde comme très-importante l'association de l'acide nitrique à un corps solide, et particulièrement à de la charpie ; car cet acide, dont les propriétés caustiques étaient connues depuis longtemps, était appelé à rendre de grands services à la thérapeutique chirurgicale. D'après mon expérience, c'est un caustique excellent qui mérite d'être plus employé, et presqu'à l'exclusion de tous les autres. D'après un seul des faits que je rapporterai dans le chapitre suivant, on pourra juger des avantages que j'en ai retirés. Jusqu'à présent, la manière même dont on s'en est servi n'a pas permis d'apprécier les propriétés qu'il possède et que je lui ai reconnues. Il faut donc que des expériences nombreuses et répétées dans les hôpitaux le fassent connaître : je ne doute pas, qu'après cela, il ne soit placé au rang des caustiques les plus puissants.

Jusqu'à présent je me suis occupé, dans cet ouvrage, des différents caustiques le plus communément employés en chirurgie. Aussi me paraît-il indispensable de m'arrêter un instant sur les avantages réels que l'on peut retirer de l'acide nitrique solidifié, dans le traitement des tumeurs cancéreuses et scrofuleuses, quel que soit du reste leur volume. Il ne sera pas inutile de comparer les résultats auxquels on arrive avec ce caustique à ceux que l'on obtient de l'emploi des autres agents chimiques ; car cette manière de procéder pourra seule faire comprendre comment il se fait que, dans certains cas, j'ai pu attaquer avec succès des tumeurs dont la guérison aurait été impossible avec les seuls caustiques que la thérapeutique chirurgicale avait à sa disposition, avant la découverte de l'acide nitrique solidifié.

L'emploi de ce puissant caustique est désormais appelé à changer le rôle de la cautérisation dans le traitement des affections chirurgicales, et à en rendre l'application beaucoup plus fréquente qu'elle ne l'a été jusqu'à nos jours. Action puissante et énergique, promptitude dans son exécution, innocuité complète, certitude d'un résultat avantageux, guérison prompte et facile, entravée par aucun accident sérieux qui pourrait mettre la vie des malades en danger, telles sont les immenses qualités que possède la cautérisation pratiquée avec l'acide nitrique solidifié. Un tel résultat pourrait tout d'abord paraître surprenant, car jusqu'à présent les chirurgiens sont peu habitués à rencontrer, dans les caustiques qu'ils emploient, les propriétés vraiment remarquables que possède l'acide nitrique solidifié; mais cet étonnement disparaîtra bientôt quand ils auront expérimenté par eux-mêmes ce caustique puissant qui a toujours réussi dans ma pratique et dans un des hôpitaux de Paris, où il m'a été permis de l'appliquer plusieurs fois. Il me serait impossible, dans cet ouvrage, de dire de quelle manière avantageuse ce caustique a été jugé par le chirurgien sous les yeux duquel je l'ai employé ; il suffira, je pense, de savoir qu'il y a eu déjà plusieurs fois recours.

Quels sont les motifs qui jusqu'à présent ont empêché les caustiques d'être d'un usage aussi fréquent que l'instrument tranchant dans le traitement des affections cancéreuses et scrofuleuses ? Telle est la question à laquelle je crois qu'il est indispensable de répondre tout d'abord. Sa solution m'amènera plus tard et tout naturellement à faire comprendre ce que j'ai dit au commencement de ce paragraphe, à savoir que la découverte de l'acide nitrique solidifié devait changer le rôle de la cautérisation, et lui donner dans la thérapeutique chirurgicale la place qu'elle ne pouvait réellement pas occuper avant mes observations.

De tout temps on a reproché aux caustiques d'être très-douloureux, de renouveler souvent et quelquefois très-longtemps des douleurs parfois insupportables, d'avoir par conséquent une action trop lente et trop peu énergique. Ces seuls inconvénients ont fait que certains malades préféraient souffrir quelques instants, et être au moins débarrassés d'une affection dont la cautérisation ne leur promettait la guérison qu'au bout de quelques mois, un an et quelquefois davantage. D'autres malades pusillanimes, effrayés par la pensée seule de l'instrument tranchant, et c'était le plus petit nombre, il faut le dire, se soumettaient à la cautérisation et en ont toujours retiré d'heureux avantages. Les chirurgiens eux-mêmes, peu habitués à se trouver, par exemple, en présence de tumeurs cancéreuses dont la guérison exigeait un temps assez long, étaient peu disposés également à proposer ce mode de traitement aux malades qui venaient les consulter, à cause même des inconvénients graves, il faut en convenir, que l'on reconnaissait à la cautérisation telle qu'elle était appliquée avant mes travaux, et telle qu'on l'applique encore aujourd'hui. Mais ces inconvénients ne sont pas les seuls. Il est des cas dans lesquels le chirurgien est bien embarrassé dans le choix du caustique qu'il doit employer, souvent il lui est impossible d'en trouver qui remplissent certaines conditions imposées même par la nature de la tumeur qu'il veut détruire; c'est ainsi qu'en présence d'une tumeur fongueuse, pouvant à chaque instant être le siége d'abondantes hémorrhagies qui mettraient la vie des malades en danger, il est nécessaire qu'il ait à sa disposition un caustique qui devra, tout en détruisant la tumeur, s'opposer aux hémorrhagies qui pourraient apparaître. Quel est donc le caustique qu'il emploiera ? Sera-ce le caustique de Vienne ou bien le chlorure de zinc ? Mais ne sait-on pas que ces caustiques n'ont pas la propriété d'empêcher les hémorrhagies. Cette circonstance, je dois le dire, a été la cause de la découverte que j'ai faite de l'acide nitrique ; c'est en me trouvant dans un tel embarras, c'est en voulant m'opposer à d'abondantes hémorrhagies que j'ai vu combien la cautérisation laissait à désirer sous ce rapport ; aussi tous mes efforts ont-ils été tendus vers ce but, et ce n'est qu'après de longues observations que j'ai pu doter la thérapeutique chirurgicale d'un caustique dont on ne pourra apprécier les immenses avantages qu'après l'avoir employé.

Sans m'arrêter à d'autres inconvénients aussi sérieux que ceux que je viens de passer en revue et d'examiner d'une manière très-sommaire, je dirai que l'action de l'acide nitrique solidifié ne peut en aucune façon être comparée à celle des autres caustiques employés avant lui, et qu'en aucune manière il ne mérite les reproches que leur font les chirurgiens.

L'acide nitrique solidifié me paraît, par ses propriétés vraiment remarquables, devoir remplacer d'une manière incontestable les meilleurs caustiques que la chirurgie possède dans le traitement des affections cancéreuses et scrofuleuses. Il me sera facile de le démontrer.

Le chloroforme, je dois le dire tout d'abord, a donné à ma méthode de traitement une puissance qui m'a même étonné. Jusqu'à la découverte de ce précieux anesthésique, j'étais bien arrivé à des résultats avantageux, j'étais bien parvenu à détruire assez promptement des tumeurs fongueuses très-volumineuses ; mais depuis que j'ai eu l'occasion d'opérer des malades soumis à l'action du chloroforme, j'ai reconnu à mon caustique de nouvelles propriétés qui jusqu'alors m'étaient inconnues, et qui en font un agent vraiment puissant et d'une action vraiment remarquable. Qu'on ne croie pas toutefois à de l'exagération de ma part dans tout ce qui va suivre. Je vais être seulement le fidèle interprète des faits, les chirurgiens pourront eux-mêmes, quand ils le voudront, en vérifier l'exactitude.

Il est une particularité importante dans l'histoire de ce caustique, et de laquelle dépendent tous les avantages que je lui reconnais, c'est la nature même de l'eschare qu'il produit. Déjà, dans un des passages précédents, j'ai fait remarquer qu'elle était molle et de faible consistance quand on enlevait le caustique, et que vingt-quatre heures après elle ressemblait à du champignon pourri, si on avait eu soin de l'humecter pendant cet espace de temps, qu'alors elle pouvait être enlevée avec la plus grande facilité, ce qui permettait ainsi de renouveler tous les jours l'application du caustique. J'ai voulu voir si cette propriété de l'eschare ne tenait pas aux compresses mouillées que j'ai pour habitude d'appliquer sur elle, et c'est dans ce but que j'ai humecté pendant 24 heures une eschare produite par le chlorure de zinc; le résultat que j'ai obtenu de cette expérience a été nul, car sa consistance n'avait pas changé.

Ainsi donc cette consistance molle, de champignon pourri, ne dépend pas seulement de l'humidité toujours constante que j'entretiens sur l'eschare, mais bien de la nature même de la cautérisation.

De ce fait important vont découler des conséquences du plus haut degré, qui doivent nécessairement placer l'acide nitrique solidifié à la tête de tous les caustiques.

L'eschare étant molle peut facilement s'enlever tous

les jours, et par conséquent la cautérisation devenir journalière. Mais si l'on réfléchit à l'épaisseur de tissus qu'une seule application d'acide nitrique solidifié peut atteindre, il sera facile de voir qu'une tumeur cancéreuse qui nécessitait six mois, un an et quelquefois plus de traitement avant la découverte de mon caustique, peut être maintenant enlevée et guérie dans l'espace d'un mois ou six semaines au plus. En effet, une application bien faite d'acide nitrique solidifié peut dans 25 minutes détruire au moins deux centimètres de tissus morbides. Ce fait a été démontré dans l'hôpital où j'ai eu l'occasion de faire connaître mon caustique. J'avais à détruire une masse encéphaloïde énorme qui avait envahi tout le sein gauche et presque tous les tissus de la partie antérieure de la poitrine. Cette tumeur était formée de nombreux champignons qui avaient au moins cinq centimètres d'épaisseur. Quatre applications de mon caustique ont été faites seulement, et ont suffi pour attaquer ces champignons encéphaloïdes; car, huit jours après la chute de la dernière eschare, on a pu voir le grand pectoral parfaitement sain, excepté dans un point où la cautérisation avait été moins bien appliquée que dans les autres parties de la tumeur.

Sous ce rapport encore, l'acide nitrique solidifié l'emporte sur tous les caustiques qui ne produisent qu'une eschare peu épaisse, et dont on est obligé d'attendre la chute, huit, quinze jours et quelquefois davantage. Au lieu d'attaquer le mal par des cautérisations journalières, et de l'empêcher par conséquent ou de s'étendre ou de répulluler, on permet ainsi à des champignons cancéreux, par exemple, de pousser sous l'eschare que l'on a produite, et le chirurgien est fort étonné de voir qu'au bout de quelques mois de traitement, il n'est quelquefois pas plus avancé qu'au commencement. Ce fait singulier s'est passé sous mes yeux, c'est pour cela que je le signale.

Ainsi donc, action puissante et énergique de l'acide nitrique solidifié, mollesse de l'eschare qui permet au chirurgien de l'enlever et de recommencer tous les jours la cautérisation, facilité avec laquelle on peut, dans l'espace de quelques jours, attaquer des tissus d'une grande épaisseur, tels sont les avantages immenses que jusqu'alors j'ai reconnu à l'acide nitrique, et que seul il possède parmi les caustiques.

Mais ce ne sont pas les seules propriétés qu'il présente. J'ai déjà fait remarquer qu'en présence d'une tumeur fongueuse le chirurgien était fort embarrassé dans le choix du caustique qu'il devait employer; car jusqu'à présent il n'en existe aucun qui présente l'immense avantage de détruire ce tissu, tout en s'opposant aux hémorrhagies dont il pourrait être le siége. Ce problème si important a été avantageusement résolu par la découverte de l'acide nitrique solidifié. Quel que soit l'état de vascularisation d'une tumeur, on peut, sans aucune crainte, employer ce caustique; il la détruira sans procurer le moindre écoulement de sang. J'ai déjà eu l'occasion, dans ma pratique et dans un des hôpitaux de Paris, d'attaquer des champignons encéphaloïdes bleuâtres, très-vasculaires et qui étaient prêts à se rompre, sans avoir vu s'écouler une seule goutte de sang. J'ajouterai même qu'en présence d'une hémorrhagie abondante, l'application momentanée d'une faible quantité d'acide nitrique solidifié suffit pour l'arrêter tout à coup.

N'est-ce donc pas là une propriété remarquable de ce caustique que de pouvoir être appliqué sur toute espèce de tumeur, sans que le chirurgien ait un instant à redouter la présence d'une hémorrhagie qui pourrait mettre la vie de ses malades en danger? N'est-ce pas un progrès immense qu'a fait la cautérisation depuis que, par mes travaux, j'ai pu la doter d'un nouveau caustique qui résume en lui-même toutes les qualités nécessaires pour rendre une opération, non-seulement innocente, mais encore remarquable par ses résultats.

Il me reste encore une déduction à tirer de l'action énergique de ce caustique; c'est par elle que je terminerai le rapprochement que j'ai voulu établir entre cet agent chimique et ceux qui jusqu'alors ont été le plus communément employés.

En parlant de la consistance molle de l'eschare, j'ai dit que le chirurgien pouvait facilement faire tous les jours une nouvelle application d'acide nitrique solidifié. Je vais plus loin maintenant, et je prétends que, si le chirurgien a à traiter un malade qui supporte l'action du chloroforme sans en éprouver le moindre inconvénient, il peut, dans l'espace de trente à quarante minutes, détruire une tumeur cancéreuse de quatre à cinq centimètres d'épaisseur, par conséquent opérer aussi promptement qu'avec l'instrument tranchant, et sans crainte de voir survenir les accidents qui peuvent apparaître avec ce dernier mode de traitement. Il peut, en effet, faire une première application d'acide nitrique, puis, au bout de vingt minutes, enlever l'eschare qu'il a produite. Une seconde cautérisation de vingt minutes également lui permettra d'arriver à une profondeur aussi grande que la première fois, et par conséquent de détruire la tumeur d'une manière complète.

Après avoir esquissé seulement les avantages immenses que présente l'acide nitrique solidifié, et que l'on ne peut véritablement apprécier qu'au lit du malade, après l'avoir comparé au caustique de Vienne et au chlorure de zinc, avec lesquels les chirurgiens font leurs cautérisations, il ne me reste plus qu'à leur dire de choisir et de voir maintenant quel est le caustique qu'ils devront préférer.

D'un côté, une action lente et peu énergique, une eschare dure dont on est obligé d'attendre la chute quinze jours et quelquefois trois semaines, la crainte de l'hémorrhagie, des douleurs renouvelées très-longtemps et toujours insupportables, enfin une guérison qui se fait attendre des années entières.

De l'autre côté, une action prompte et énergique, une eschare molle, facile à enlever, et qui permet de détruire une tumeur volumineuse dans l'espace de quelques minutes, pas de crainte d'hémorrhagie, des douleurs très-supportables, enfin une guérison rapide de deux ou trois mois au plus.

Tel est, en résumé, le parallèle que mes observations me permettent d'établir entre le chlorure de zinc et l'acide nitrique solidifié. Quel est celui qui présente les plus grands avantages? La réponse est facile. Aussi, est-ce une conviction profonde chez moi, et tous les jours de nouveaux faits viennent l'affermir davantage, que l'acide nitrique est appelé à jouer un rôle important dans l'histoire de la cautérisation, et à rendre d'immenses services à la chirurgie. Avec ce caustique, il n'existe pas aujourd'hui de tumeur inattaquable, quels que soient sa nature et son volume, pourvu toutefois qu'elle n'ait pas envahi des organes importants à la vie, ou qu'elle n'ait pas de trop profondes racines. Avec l'acide nitrique solidifié, on pourra enlever une tumeur cancéreuse presque aussi promptement qu'avec l'instrument tranchant, et sans craindre de voir survenir, pendant l'opération, des accidents qui pourraient être sérieux.

Quels progrès immenses la cautérisation n'est-elle donc pas appelée à faire avec l'acide nitrique solidifié?

Désormais, ce ne sera plus une partie accessoire de la chirurgie, mais bien un moyen puissant et beaucoup plus avantageux que l'emploi de l'instrument tranchant.

4° La teinture d'iode, employée depuis longtemps comme caustique par M. Velpeau, et comme l'anti-scrofuleux par excellence par M. Lugol, me rend de très-grands services dans les affections scrofuleuses. Des ulcérations *sui generis* légèrement touchées avec un pinceau imbibé de teinture d'iode reprennent facilement un bon aspect, et guérissent plus promptement que sous l'influence de tout autre topique. Je l'emploie également en injection dans les trajets fistuleux, et il réussit aussi bien dans ces cas en produisant la coaptation des parois. Sous la forme de pommade, on peut en obtenir encore des résultats aussi avantageux.

5° La liqueur de Ganal, composée d'alun, de muriate de soude et de nitrate de potasse, n'avait pas encore été employée avant moi en chirurgie. La première fois que je m'en suis servi, je n'ai eu qu'à m'en applaudir. Il s'agissait d'une femme scrofuleuse qui portait sur le bras des trajets fistuleux très-étendus; des injections répétées de cette liqueur ont fini par amener leur guérison. On trouvera, du reste, plus loin l'observation détaillée de ce fait remarquable. Depuis lors j'ai eu à l'employer dans des cas analogues, et toujours j'en ai obtenu de bons effets.

Tels sont les caustiques dont je me sers habituellement. On a vu, au commencement de ce chapitre, quels sont les motifs qui m'ont engagé à ne pas employer certains agents dont les effets pouvaient être nuisibles et même dangereux. Maintenant que j'ai une opinion arrêtée sur la cautérisation et les différents caustiques que j'ai énumérés, je suis positivement certain que parmi eux il y en a quelques-uns qui sont d'une innocuité et d'une puissance telles, que sans crainte, on peut toujours les employer et espérer de détruire le mal quelle que soit l'étendue qu'il ait, si du moins il est opérable. Ce n'est pas au nombre qu'il faut surtout s'attacher, mais à la puissance même de ces caustiques. Or, ceux dont je me sers me paraissent posséder les propriétés les plus actives que l'on puisse exiger de ces agents. Mais, parmi eux, celui auquel je tiens spécialement, et à qui je dois d'avoir guéri des affections jugées incurables par des chirurgiens de mérite, c'est, sans contredit, l'acide nitrique associé à un corps solide. On a vu, par les détails dans lesquels je suis entré, combien était simple la préparation de ce caustique, et combien aussi sa puissance et ses avantages étaient grands. Il me sera facile, du reste, de démontrer, par des observations, combien j'ai eu à me louer de l'avoir employé. La consistance que je lui donne augmente les avantages qu'il possède par lui-même, de sorte que, sous cette forme, ce caustique, dont on ne se servait avant moi que pour de légères cautérisations, peut être maintenant employé dans les cas les plus graves et les plus désespérés.

CHAPITRE III.

Ce chapitre, qui est spécialement réservé à l'examen des différentes affections dans lesquelles j'ai employé les caustiques avec succès, est le plus important de cet ouvrage, car il résume une pratique de plus de vingt-cinq ans.

Avant de faire connaître les applications nombreuses que j'ai faites de la cautérisation, je crois utile de les faire précéder de quelques considérations générales sur ce procédé opératoire, afin d'éviter toute espèce d'équivoque concernant les résultats auxquels je suis arrivé.

La cautérisation, telle que la pratiquent les chirurgiens de notre époque, est une opération exceptionnelle qu'ils font rarement, et que souvent ils ont rejetée sans en faire connaître le motif. Quand ils l'emploient, c'est que l'instrument tranchant ne peut agir, ou qu'il fait peur aux malades, et c'est pour ainsi dire malgré eux qu'ils sont obligés d'y avoir recours. Il est des circonstances, néanmoins, dans lesquelles les règles d'une bonne médecine opératoire réclament l'emploi des caustiques, et alors, dans ces cas, la cautérisation occupe un rang plus important que l'incision et l'excision. Opération exceptionnelle dans le premier cas, elle devient nécessaire dans le second. Il me serait facile de trouver de nombreux exemples à l'appui de cette opinion; je n'en citerai qu'un. L'extirpation des tumeurs du sein est une opération que les chirurgiens pratiquent bien plus fréquemment que la cautérisation; mais que le cancer ait répullulé, qu'il soit arrivé jusqu'à détruire la plus grande partie du sein, de manière à ne plus laisser assez de téguments pour couvrir la plaie, que ferait l'instrument tranchant? Alors la cautérisation devra être nécessairement employée; elle sera la règle dans ce cas, tandis que précédemment elle était l'exception.

Ceci posé, voyons dans quelles affections la cautérisation a été employée. Jusqu'alors les applications les plus fréquentes que l'on a faites de ce procédé opératoire ont été d'abord la destruction de quelques tumeurs cancéreuses; en second lieu, l'ouverture des abcès chez des individus d'une susceptibilité nerveuse excessive, dont la vue seule de l'instrument tranchant augmentait le mal. Et quoique ce soit dans ces maladies que les caustiques aient été le plus souvent employés, je ne puis m'empêcher de reconnaître qu'elle n'est qu'une méthode exceptionnelle entre les mains des chirurgiens. Il y a encore d'autres cas, dans lesquels la cautérisation a été appliquée, mais comme essai seulement, s'il faut en juger par les détails que lui consacrent la plupart des auteurs dans leurs ouvrages, car le plus souvent ils ne font que l'indiquer en passant. Si donc la cautérisation est encore employée dans d'autres affections, ce n'est qu'exceptionnellement, et quelquefois même par des hommes qui ne s'occupent pas de chirurgie. Donc la cautérisation, je ne crains pas de le dire, n'est pas une opération reconnue par les chirurgiens de notre époque; ils ne la pratiquent pas, et refusent même de la pratiquer. A quoi cela tient-il? Il est assez difficile de s'expliquer leur répulsion à son égard

Aussi ne chercherai-je pas les motifs qui les portent à la rejeter. Quiconque a pratiqué longtemps la cautérisation, ne peut trouver dans ses résultats aucun motif valable qui explique l'oubli dans lequel elle est plongée.

Ces considérations préliminaires une fois connues, je dirai tout d'abord que la cautérisation est appelée à rendre de grands services non-seulement à l'humanité, mais encore à la chirurgie ; car là où l'instrument tranchant ne peut être matériellement employé, la cautérisation présente des avantages réels, et que lors même que le chirurgien aurait à choisir entre ce dernier procédé opératoire et une opération sanglante, le premier est supérieur au second. Ce sont des assertions qu'il me sera facile de prouver par les observations que je rapporterai plus bas.

Les applications que j'ai faites de la cautérisation sont très-nombreuses ; et malgré les cas divers que j'ai eu à traiter par ce moyen, je ne puis dire positivement quelles sont toutes les maladies dans lesquelles elle peut être employée avec avantage. Plus tard peut-être d'autres observations me feront-elles connaître de nouvelles applications de cette méthode.

Pour établir un peu d'ordre dans les différents cas qui me paraissent réclamer l'emploi de ces agents chimiques, j'établirai trois catégories qui les comprendront tous : la première est réservée aux *affections cancéreuses en général ;* la seconde, aux *affections scrofuleuses ;* la troisième, *à certaines affections chirurgicales*. Je vais maintenant passer chacune d'elles en revue, et citer à l'appui quelques-unes des observations que j'ai pu recueillir et qui me paraissent les plus intéressantes.

ARTICLE PREMIER. — *Affections cancéreuses.*

Le nombre des malades atteints d'affections cancéreuses que j'ai eu à traiter, est assez considérable pour que, depuis longtemps, j'aie pu me faire une juste idée des avantages réels de l'emploi de la cautérisation dans ces cas. Je vais rapporter les observations les plus intéressantes que j'ai pu recueillir.

Je les classerai dans l'ordre suivant :

A. Cancers du sein.

B. Cancers du col et du corps de l'utérus.

C. Cancers situés sur d'autres parties du corps.

PREMIÈRE OBSERVATION.

TUMEUR SQUIRRHEUSE DU SEIN GAUCHE, DU VOLUME D'UNE ORANGE ; CAUTÉRISATIONS AVEC LE CAUSTIQUE DE VIENNE SOLIDIFIÉ ; PANSEMENTS AVEC UNE DISSOLUTION D'ALUN. GUÉRISON OBTENUE APRÈS UN TRAITEMENT D'UN MOIS ET DEMI.

Madame J**, âgée de 59 ans, demeurant rue des Saints-Pères, d'une forte constitution, et mère de deux enfants qu'elle a nourris, s'aperçut, il y a environ quatre ans, quelque temps après avoir reçu un coup sur le sein gauche, de la présence d'une petite tumeur dans cet organe. Des sangsues, des cataplasmes, des frictions, etc., furent prescrits; mais la tumeur ayant acquis graduellement un volume considérable, et étant devenue le siége de douleurs lancinantes, on engagea cette dame à réclamer les secours de la chirurgie. Deux moyens lui furent proposés : l'opération par l'instrument tranchant, et la destruction de la tumeur par la cautérisation. Elle était sur le point d'accepter l'amputation, lorsqu'elle apprit que je m'occupais du traitement des tumeurs du sein, et que je donnais la préférence à un moyen qui l'effrayait beaucoup moins. Alors elle se confia à mes soins, et je commençai le traitement le 5 juin 1846.

A cette époque, la tumeur du sein avait le volume d'une grosse orange; elle était mobile dans tous les sens, et confondue avec la glande mammaire, dont quelques parties seulement paraissaient saines. A la partie externe de cette tumeur existait une petite ulcération à fond grisâtre, à bords taillés à pic, très-douloureuse et fournissant une abondante suppuration.

Le mamelon était déformé et rétracté vers la tumeur; celle-ci était le siége d'élancements insupportables et de picotements qui empêchaient la malade de prendre le moindre repos. En un mot, tous les signes d'une tumeur squirrheuse existaient à un haut degré chez cette dame, d'ailleurs très-forte et n'ayant pas ressenti de dérangement notable dans sa santé, malgré les souffrances et les inquiétudes qu'elle éprouvait depuis longtemps.

La première cautérisation, que je pratiquai le 6 juin 1846, fut faite avec la potasse caustique, afin d'agir avec plus de force sur la peau que je devais détruire d'abord en commençant par les environs du point où existait l'ulcération; puis je fis des pansements avec de la charpie imbibée d'une dissolution d'alun. Au bout de quelques jours, avant même que l'eschare ne fût tombée, je pénétrai dans la tumeur avec un cylindre de caustique de Vienne solidifié. Chaque jour une semblable cautérisation fut pratiquée, et le 27 juin la plaie aurait pu loger un œuf de poule. La malade ne souffrait que très-légèrement et supportait avec courage un traitement qui ne la dérangeait pas de ses occupations, qui ne compromettait pas sa santé, et dont elle espérait avec raison obtenir la guérison de sa maladie. Le 17 juillet les cautérisations, que j'avais employées sans discontinuer, ont dû être suspendues à cause d'une névralgie sciatique qui céda bientôt à l'acétate de morphine appliqué *loco dolente* par la méthode endermique. Elles furent reprises vers la fin de juillet, et au commencement du mois d'août la malade était complétement débarrassée de sa tumeur cancéreuse. Depuis cette époque la guérison s'est parfaitement maintenue, et il n'y avait pas lieu de craindre une récidive, quand survint une péritonite aiguë à laquelle elle succomba quelques mois après.

DEUXIÈME OBSERVATION.

TUMEUR SQUIRRHEUSE DU SEIN CHEZ UNE FEMME AGÉE DE 65 ANS. CAUTÉRISATIONS RÉPÉTÉES AVEC LE CAUSTIQUE DE VIENNE ET AVEC L'ACIDE NITRIQUE. GUÉRISON OBTENUE AU BOUT DE SIX MOIS DE TRAITEMENT.

Madame X..., âgée de 65 ans, demeurant à Paris, rue du Vieux-Colombier, 12, portait depuis lomgtemps dans le sein gauche une tumeur dure, donnant lieu à des élancements très-douloureux. Le mamelon déformé et rétracté était en même temps ulcéré. Après avoir subi plusieurs traitements infructueux, cette dame vint me consulter, il y a un an, ou plutôt me prier de la débarrasser de sa maladie par une opération. Préférant d'une manière générale, comme j'ai déjà eu l'occasion de le dire, les caustiques à l'instrument tranchant, qui le plus ordinairement n'atteint pas les limites du mal, d'où résultent des récidives malheureusement trop fréquentes, je commençai par pénétrer dans la tumeur, en suivant l'ulcération du mamelon, avec le caustique de Vienne solidifié, et après plusieurs cautérisations pratiquées avec ce moyen puissant, je crus devoir en venir à l'acide nitrique porté au moyen de gâteaux de charpie, afin d'agir avec plus de force et de profondeur sur des tissus très-vasculaires, fournissant facilement des hémorrhagies difficiles à arrêter, et qui se reproduisaient souvent, surtout à la chute des eschares déterminées par l'application du caustique de Vienne.

A partir du moment où j'employai l'acide nitrique, il ne survint plus d'hémorrhagies et la diminution de la tumeur se fit d'une manière rapide. Les pansements avec la charpie imbibée d'une dissolution d'alun, dont on ne cessa pas de faire usage depuis le commencement du traitement, empêchèrent le développement du travail inflammatoire, à tel point que la suppuration fut toujours très-peu abondante.

Au bout de six mois de l'emploi de ce moyen, la tumeur du sein étant réduite à un petit noyau, je laissai cicatriser la plaie. Les élancements avaient entièrement cessé. L'état général n'avait aucunement souffert d'un traitement aussi long qui, du reste, n'avait pas obligé la malade d'abandonner un seul jour ses occupations habituelles.

Aujourd'hui la cicatrice du sein est de bonne nature; elle n'offre aucun point induré, ni douloureux, mais il existe encore vers la partie externe du sein un point ulcéré que je continue à cautériser très-légèrement, tantôt avec le nitrate d'argent, tantôt avec le caustique de Vienne, et qui maintenant est complétement guéri.

Ce fait prouve qu'il n'est pas toujours possible de détruire les tumeurs cancéreuses en se servant du caustique de Vienne, parce que son action ne s'exerce pas à une très-grande profondeur, et ne s'oppose pas avec assez de puissance aux hémorrhagies fournies par les tissus fongueux. — Dans ces cas il est utile, comme j'ai déjà eu l'occasion de le dire ailleurs, de recourir à un autre caustique, l'acide nitrique, parce que ce caustique, le plus actif de tous ceux que je connaisse, possède à un haut degré des propriétés hémostatiques qui en font un agent précieux pour arrêter les hémorrhagies. Sans vouloir m'arrêter ici à faire la critique des autres caustiques, je me contenterai de dire, à l'occasion de ce fait, que je doute qu'on fût arrivé au même résultat avec l'un de ceux qu'on emploie le plus ordinairement. En second lieu je ferai remarquer, combien ont été simples et bénignes les suites de chacune des cautérisations que j'ai pratiquées. Chez cette malade, femme âgée et dont la constitution avait été affaiblie d'une manière notable par bien des causes, je suis parvenu à détruire une tumeur cancéreuse assez volumineuse, sans avoir dérangé en rien ses habitudes, sans avoir provoqué aucun trouble dans ses fonctions. Ce résultat heureux m'a beaucoup encouragé à persister dans mes idées thérapeutiques, et à suivre le même traitement dans les cas analogues que je vais rapporter.

TROISIÈME OBSERVATION.

Madame D..., demeurant rue Saint-Victor, n° 92, âgée de 30 ans, jouit d'une bonne santé jusqu'à l'âge de 18 ans ; à cette époque elle se maria et devint enceinte peu de temps après. Dans les premiers mois de sa grossesse, c'est-à-dire au mois d'octobre 1837, il se développa dans le creux de l'aisselle droite une tumeur grosse comme une noisette, très-douloureuse, sans changement de couleur à la peau. Cette tumeur augmenta beaucoup de volume, jusqu'en 1841. A cette époque M. Lisfranc pratiqua une ouverture avec le bistouri au centre de cette tumeur. Les cataplasmes, les préparations d'iode à l'intérieur et à l'extérieur, la compression, furent employés sans succès; la plaie ne se cicatrisa pas, la tumeur acquit un volume énorme (20 centimètres de diamètre), et devint le siége de douleurs très-vives. En mars 1843, M. Cruveilhier fit subir à la malade un traitement avec l'iodure de mercure, la teinture d'iode, le protoiodure de fer, des frictions avec la teinture concentrée d'iode. La tumeur ne diminua pas et les douleurs dont elle était le siége augmentèrent. Madame D... entra à l'Hôtel-Dieu dans le service de M. Blandin, au mois de janvier 1844. Elle y resta neuf jours. Les plaies étaient fermées, la tumeur avait augmenté de volume; deux abcès se formèrent et s'ouvrirent l'un sous l'aisselle, l'autre à la partie antérieure de la poitrine. Depuis cette époque la malade éprouvait sans cesse des douleurs intolérables, la tumeur était restée très-volumineuse, les plaies rendaient un pus séreux très-fétide.

Le 20 octobre 1845, je commençai le traitement. La tumeur occupait alors toute l'aisselle, soulevait le grand pectoral, et son volume était tel que le coude se trouvait très-éloigné du corps. Je cautérisai les plaies avec le caustique de Vienne solidifié, de telle façon, qu'après un mois j'avais pénétré au centre de la tumeur, et que les deux plaies se confondaient à une profondeur de plus de 6 centimètres ; ces cautérisations continuées avec persévérance pendant deux ans, ont eu pour résultat la guérison complète d'une tumeur monstrueuse, existant depuis plus de dix ans, considérée comme cancéreuse par plusieurs médecins distingués de Paris, M. Cruveilhier entre autres, et inattaquable par l'instrument tranchant à cause de son volume et de sa situation sur des vaisseaux volumineux.

QUATRIÈME OBSERVATION.

TUMEUR SQUIRRHEUSE DU SEIN GAUCHE. L'EXTIRPATION PROPOSÉE A LA MALADE PAR M. LE PROFESSEUR ROUX, ET REGARDÉE COMME TRÈS-URGENTE, EST REFUSÉE. CAUTÉRISATIONS AVEC LE CAUSTIQUE DE VIENNE. GUÉRISON COMPLÈTE AU BOUT DE SIX MOIS DE TRAITEMENT.

Madame M**, âgée de 48 ans, demeurant rue du Faubourg-Saint-Martin, n° 167, d'une assez mauvaise constitution, portait depuis cinq ans, au sein gauche, une tumeur de nature squirrheuse, qui avait atteint la grosseur d'un œuf d'oie. Elle était le siége de douleurs lancinantes très-violentes; le mamelon était rétracté, et la peau adhérait au squirrhe. Depuis l'époque de l'apparition de cette tumeur, la santé de la malade avait notablement changé : elle était maigre et d'un teint assez jaune; les douleurs qu'elle ressentait dans le sein étaient tellement vives, qu'elle ne pouvait prendre le moindre repos.

Elle était dans un état assez grave, lorsqu'elle se décida à aller trouver M. le professeur Roux, qui, après l'avoir examinée attentivement, lui déclara qu'il était urgent de l'opérer le plus tôt possible.

La malade ne voulut pas se soumettre à l'opération que lui proposait M. Roux, et vint me trouver quelques jours après. Malgré l'étendue de la tumeur, je crus qu'on pouvait l'attaquer avec succès par la cautérisation.

Je n'employai pas l'acide nitrique solidifié, à cause même de la dureté de la tumeur. Je commençai la cautérisation par le point où existait la rétraction du mamelon au moyen du caustique de Vienne.

Cette première cautérisation une fois faite, je perforai tous les jours la tumeur avec le caustique *filhos*.

Pendant toute la durée du traitement, la malade n'éprouva pas le moindre accident; au contraire, par le fait même de la cautérisation, les douleurs cessèrent bientôt presque complétement, et la malade prit bientôt de l'embonpoint.

Le traitement dura six mois; mais, au bout de cette époque, la malade était complétement débarrassée de son affection cancéreuse.

Cette guérison a eu lieu en 1848.

Dans certaines circonstances, malheureusement trop fréquentes, l'affection cancéreuse est arrivée à un tel degré, que les malades sont voués à une mort certaine; aussi, dans ces cas, le chirurgien doit prolonger leur vie le plus longtemps possible. Or, pour arriver à un tel résultat, il n'a qu'un seul moyen à sa disposition : c'est la cautérisation, qui non-seulement a le grand avantage de faire cesser les douleurs ou les hémorrhagies qui affaiblissent tous les malades, mais encore peut enrayer la marche de l'affection cancéreuse. De cette manière, elle est d'une utilité évidente, et bien supérieure à l'instrument tranchant, dont l'action est nulle, et ne pourrait qu'être nuisible.

CINQUIÈME OBSERVATION.

Cancer ulcéré du sein gauche. Extirpation. Récidive. Cautérisations. Guérison pendant un an. Mort au bout de ce temps.

Madame G**, âgée de 65 ans, demeurant rue Montmorency, n° 1, portait depuis très-longtemps au sein gauche un cancer ulcéré assez étendu. Elle ne se décida que difficilement à se faire opérer, et fut trouver M. Amussat, qui fit l'extirpation de cette énorme tumeur.

Un mois après cette opération, la cicatrice n'était pas encore faite, que de nombreux tubercules cancéreux avaient déjà apparu.

L'étendue de l'affection et l'état de la malade me parurent être deux circonstances qui nécessairement devaient faire rejeter l'emploi de l'instrument tranchant; aussi je me décidai à attaquer par la cautérisation ces tubercules cancéreux.

Au bout de quatre cautérisations, faites convenablement avec le caustique de Vienne, je parvins à détruire les champignons cancéreux, et dès ce moment la cicatrisation put se faire avec beaucoup de facilité.

Pendant un an, la malade fut parfaitement bien; elle avait repris considérablement, quand tout à coup elle ressentit des douleurs dans le bas-ventre, et devint hydropique. Elle portait sans doute des masses cancéreuses dans quelque organe de l'abdomen. Elle succomba un an après la guérison, que j'avais pu obtenir avec la cautérisation.

SIXIÈME OBSERVATION.

AFFECTION CANCÉREUSE DU COL DE L'UTÉRUS CHEZ UNE FEMME AGÉE DE 49 ANS. CAUTÉRISATIONS AVEC L'ACIDE NITRIQUE. AMÉLIORATION REMARQUABLE.

Madame D**, âgée de 49 ans, demeurant rue de Condé, n° 6, éprouvait depuis une année des pertes sanguines très-abondantes, qui avaient été précédées d'une grande irrégularité dans la menstruation, lorsque dans le mois de juillet 1846 elle réclama mes soins. Alors le teint était pâle, l'amaigrissement porté à un haut degré; les pertes sanguines, presque continuelles, étaient rarement remplacées par un écoulement blanc.

Par le toucher vaginal, je constatai que le col de l'utérus avait acquis une dureté fibreuse : il était volumineux et le siége de fongosités, de végétations nombreuses, implantées surtout sur la lèvre inférieure ou postérieure. Son orifice était béant, et je pus facilement y introduire la première phalange du doigt indicateur, qui alors se trouvait serré comme dans un tissu élastique. Le spéculum n'indiqua rien autre chose que ce que je viens de noter; il était entièrement rempli par e col, mais toutes les végétations, qui s'implantaient sur lui, ne pouvaient pas être contenues dans cet instrument, à cause de leur nombre et de leur volume.

Il est utile de noter que ces explorations, tant avec le doigt qu'avec le spéculum, avaient amené un écoulement de sang assez abondant; d'ailleurs, je viens de dire que presque constamment il y avait chez cette malade des pertes sanguines plus ou moins fortes. Pour arrêter le sang, dont la présence pouvait nuire à l'action du caustique, que je voulais appliquer sur le col de l'utérus, j'employai un moyen dont je retire journellement de grands avantages dans des circonstances analogues, c'est-à-dire l'alun en dissolution très-concentrée, portée au moyen de charpie fortement imbibée de ce liquide; le sang s'arrêta, et je pus apercevoir la surface inégale du col, sur laquelle le caustique dut être appliqué. Ce caustique, que j'avais déjà employé plusieurs fois dans des affections ayant le même siége, est tout simplement de l'acide nitrique fumant porté sur les parties malades, comme j'ai eu l'occasion de l'indiquer plus haut. En retirant ce tampon, qui n'avait pas déterminé une douleur très-vive, j'observai qu'il ne s'écoulait pas de sang, et que la surface du col, qui venait d'être cautérisée, offrait une couleur jaunâtre. J'introduisis ensuite des tampons de charpie imbibés d'une forte dissolution d'alun, ce qui enleva des portions de caustique qui auraient pu rester et se répandre sur le vagin, dans le cul-de-sac qui se trouve entre cet organe et le rectum.

Le 25 juillet, nouvelle cautérisation. Comme après la première fois, il n'est pas survenu le moindre accident.

L'écoulement de sang, qui avait habituellement lieu, avait depuis ce moment presque entièrement cessé, et la malade n'éprouvait plus les douleurs de reins qu'elle ressentait auparavant. L'état général était meilleur; le teint bon, l'appétit plus fort et la marche plus facile.

Le 8 août, je constatai que les cautérisations que j'avais pratiquées, au nombre de quatre ou cinq, et à quelques jours d'intervalle seulement, avaient détruit le col de l'utérus dans sa presque totalité : ses bords seuls existaient encore; ils offraient une très-grande dureté. Au centre de l'excavation du col, le doigt pénétrait dans une large ouverture, qui conduisait dans la matrice. Par le rectum, je trouvai que l'utérus était volumineux et dur. Les adhérences qu'il avait contractées avec les parties voisines ne permettaient son déplacement dans aucun sens, et me prouvaient que depuis longtemps cet organe était le siége d'un travail pathologique.

Depuis cette époque, la malade a subi plusieurs autres cautérisations; mais comme il lui était impossible de rester plus longtemps chez elle, ayant épuisé toutes ses ressources, elle est entrée dans l'un des hôpitaux de Paris, où j'ai appris qu'elle avait succombé aux progrès de sa maladie, contre laquelle un traitement rationnel avait été institué trop tard.

Réflexions. — A ce fait déjà très-important par lui-même, j'aurais pu en ajouter beaucoup d'autres à peu près semblables, si je n'avais pas craint de grossir inutilement le volume de cet ouvrage. On comprend, en effet, que les faits de ce genre, étant très-nombreux, ont dû, si je puis m'exprimer ainsi, encombrer ma pratique étendue, surtout depuis plusieurs années, que l'attention du public a été éveillée par les succès que j'ai obtenus dans le traitement des cancers.

Sans aucun doute, à des affections du col de l'utérus aussi avancées que celle qui fait le sujet de cette observation, je n'ai pas la prétention d'opposer toujours des moyens capables d'amener une guérison complète. Il restera malheureusement des cas de maladies incurables de l'utérus; mais alors n'est-ce pas une grande satisfaction de pouvoir reculer le terme fatal, et de calmer des souffrances que rien, jusque-là, n'avait pu faire cesser. On a vu, en effet, dans l'observation qui précède, que les pertes sanguines, qui affaiblissaient la malade, ont cédé aux cautérisations avec l'acide nitrique, et que les douleurs dans le bassin et dans les cuisses ont notablement diminué. Enfin, j'ai détruit la presque totalité du col de l'utérus sans déterminer le moindre accident. Il est à regretter que dans ce cas, pour lequel j'avais été appelé trop tard, j'aie eu affaire à une maladie qui avait envahi l'organe lui-même, car je serais arrivé à un résultat complet, sans avoir couru les dangers inhérents à l'excision du col. Quoi qu'il en soit, ce fait prouve que l'acide nitrique concentré peut être porté sans inconvénient jusque sur le col de l'utérus, et qu'on pourra se servir utilement de ce moyen dans les cas où il est indispensable de détruire des tissus fongueux et d'agir à une grande profondeur.

C'est surtout dans les affections cancéreuses de l'utérus qu'il importe au chirurgien d'avoir à sa disposition des agents convenables, au moyen desquels il pourra arrêter les hémorrhagies abondantes dont cet organe est quelquefois le siége, et prolonger ainsi pendant quelques mois la vie des malades nécessairement voués à la mort. C'est dans ces cas que l'acide nitrique solidifié pourra lui être très-utile. On peut en juger par l'observation suivante.

SEPTIÈME OBSERVATION.

CANCER ULCÉRÉ DU COL ET DU CORPS DE L'UTÉRUS ; HÉMORRHAGIES FRÉQUENTES ET TRÈS-ABONDANTES ; CAUTÉRISATIONS AVEC L'ACIDE NITRIQUE SOLIDIFIÉ ; ARRÊT DES HÉMORRHAGIES ; MORT SURVENUE AU BOUT D'UN AN.

Madame H**, âgée de 45 ans, demeurant place Maubert, n° 10, me fit appeler en 1847. Cette dame était malade depuis quelques années ; elle avait des pertes de sang très-fréquentes et très-abondantes.

Le toucher me fit facilement reconnaître qu'elle était atteinte d'un cancer ulcéré du col et du corps de l'utérus. On sentait des végétations fongueuses, qui saignaient avec la plus grande facilité.

En présence de tels désordres, je vis bien qu'il n'y avait pas à espérer la guérison de cette affection ; néanmoins, persuadé que le chirurgien ne doit jamais être désarmé devant le mal, je commençai quelques cautérisations avec l'acide nitrique solidifié. Elles eurent pour résultat de calmer les douleurs et d'arrêter les hémorrhagies. Alors je les fis plus fréquentes. Le col fut détruit ; mais je ne pus atteindre le corps de l'organe.

Cette dame vécut pendant un an, et c'était, je crois, tout ce que la chirurgie pouvait faire pour elle. Mais, au bout de ce temps, le cancer, qui avait envahi tout le corps de l'utérus, et peut-être même les veines, la fit succomber.

Dans ce cas, il est facile de voir combien la cautérisation m'a rendu de grands services, et surtout la cautérisation avec l'acide nitrique solidifié, car je ne pense pas qu'avec un autre on serait arrivé à un résultat aussi avantageux, la vie de la malade ayant été prolongée plus d'un an.

HUITIÈME OBSERVATION.

CANCER DE L'EXTRÉMITÉ INFÉRIEURE DES DEUX OS DE L'AVANT-BRAS DROIT CHEZ UNE JEUNE FEMME; L'AMPUTATION DU MEMBRE PROPOSÉE; REFUS DE LA MALADE; TRAITEMENT PAR LA CAUTÉRISATION AVEC L'ACIDE NITRIQUE SOLIDIFIÉ; GUÉRISON AU BOUT DE DEUX ANS ET DEMI DE TRAITEMENT (VOIR LES GRAVURES).

Cette observation, qui est certainement la plus remarquable de toutes celles que je rapporte dans cet ouvrage, est destinée à montrer jusqu'où le chirurgien peut aller avec les caustiques, s'il sait s'en servir avec persévérance. Depuis que j'ai eu occasion de recueillir cette observation, je suis convaincu que toutes les tumeurs, soit cancéreuses, soit scrofuleuses, quel que soit du reste leur volume, peuvent être attaquées avec avantage par les caustiques, et surtout par l'acide nitrique solidifié.

Madame C..., demeurant cité Véron, boulevart Pigale, âgée de 36 ans, est née de parents encore vivants. Elle a eu trois frères et une sœur; deux sont morts phthisiques à l'âge de 17 ans, et le troisième a succombé à l'âge de 27 ans aux progrès d'une pneumonie. Cette dame, qui est d'un tempérament lymphatique, a eu pendant sa jeunesse des engorgements ganglionnaires au col. Réglée à 14 ans, elle se maria à 19 ans, et accoucha 3 ans après d'une fille, qui a aujourd'hui 14 ans et jouit d'une bonne santé. Trois ans après, elle eut un second enfant, qui mourut treize jours après sa naissance. Enfin, quatre ans après, elle accoucha d'une fille qui se porte bien.

Jusqu'au mois de février 1841, madame C... n'éprouva aucun dérangement dans sa santé ; mais, à cette époque, à la suite d'un effort assez violent, elle ressentit une vive douleur à la partie radiale du poignet droit. Dès ce moment, il survint du gonflement et l'articulation devint douloureuse.

Au mois de juillet de la même année, un couvercle de casserole tomba sur le poignet et y excita une très-vive douleur, suivie d'un gonflement qui augmenta sensiblement, de manière à devenir très-notable. Au mois d'octobre, le volume du poignet était considérable, et le pouce très-sensible, à tel point que la malade ne pouvait plus s'en servir pour tenir une aiguille à coudre.

A cette époque, plusieurs médecins de Paris furent consultés ; ils conseillèrent l'application des sangsues à plusieurs reprises, des frictions avec l'onguent napolitain, l'iodure de potassium à l'intérieur, et une nourriture substantielle. Malgré ce traitement, la maladie fit des progrès.

Au mois de décembre de la même année, la malade, désespérée de ne pas voir son poignet se guérir, fut consulter un nouveau médecin, qui, voyant toute la gravité de la maladie, ne voulut rien entreprendre avant d'avoir pris l'avis de M. le professeur Blandin. Ce chirurgien, après avoir examiné la malade, proposa l'amputation de l'avant-bras comme unique moyen de salut. La malade ne voulut pas se soumettre à cette opération ; aussi, dès ce moment, elle se livra à tous les charlatans de Paris sans en obtenir aucun soulagement. Pendant ce temps, le mal avait fait de rapides progrès, et la tumeur avait pris de très-grandes dimensions.

Ce fut seulement en juin 1843, c'est-à-dire trois ans après le conseil que le professeur Blandin avait donné,

PL. 1.

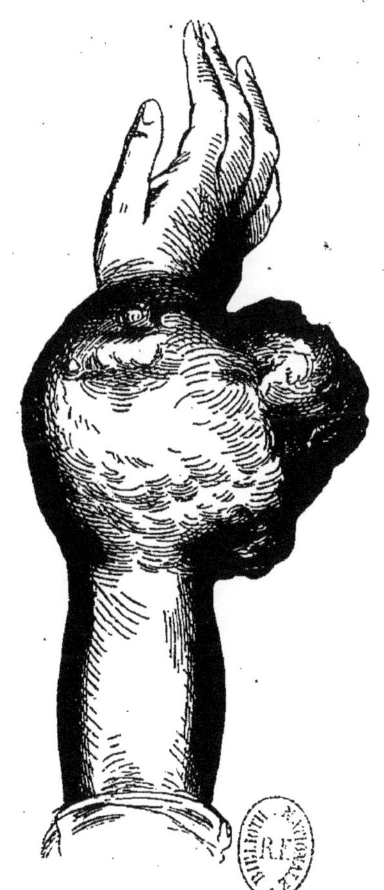

CANCER DE L'AVANT-BRAS, AVANT LE TRAITEMENT.

que la malade vint me consulter. Voici quel était son état à cette époque (voyez pl. I) :

La partie inférieure et postérieure de l'avant-bras droit était le siége d'une tumeur qui s'étendait jusqu'à la partie moyenne de la région externe du poignet. La circonférence de la tumeur était de 0,44, en y comprenant l'avant-bras, et de 0,39 sans l'y comprendre. Elle présentait à sa partie supérieure un fongus violet par lequel, depuis longtemps, se faisaient des hémorrhagies assez abondantes. Sa surface était, du reste, continuellement saignante. Derrière cette tumeur, dont la circonférence était de 0,25, et la hauteur de 0,26, il en existait une autre qui présentait trois saillies bleuâtres. Ces petites tumeurs, qui pouvaient avoir les dimensions de grosses noix, paraissaient être sur le point de se rompre pour former un nouveau fongus. Le côté radial du poignet était le siége d'une nouvelle tumeur formée d'un groupe de cinq petites saillies bleuâtres et semblables aux précédentes.

La main, à cette époque, avait encore conservé sa forme naturelle, cependant elle était fortement portée vers le côté cubital du poignet.

Les mouvements de flexion et d'extension de la main sur l'avant-bras étaient impossibles : ceux des doigts étaient encore assez faciles, mais ils étaient suivis de douleurs assez vives. L'avant-bras, au-dessus de la tumeur, avait une circonférence de 0,25, et au-dessous de 0,21 (1). Telles étaient les lésions locales que la malade présentait lorsque je la vis pour la première fois.

(1) On pourra consulter avec fruit les planches que j'ai eu soin de faire dessiner et dont une copie se trouve en regard du texte. Je possède également dans mon cabinet trois modèles de grandeur naturelle, d'après lesquelles les petites planches ont été prises. Ces modèles, que j'ai mis sous les yeux des membres de l'Institut, représentent avec une

J'ajouterai maintenant que des hémorrhagies continuelles et abondantes avaient lieu par la tumeur fongueuse ulcérée, qui répandait une odeur infecte et presque insupportable.

La malade était dans un état de marasme effrayant, dont on peut facilement se rendre compte quand on songe que depuis deux ans la suppuration et les hémorrhagies n'avaient pas cessé, et qu'elle était continuellement exposée aux émanations putrides qui s'exhalaient de sa plaie. Elle avait de la diarrhée, des sueurs nocturnes très-abondantes; l'appétit avait disparu depuis longtemps. Les douleurs atroces que la malade ressentait avaient fini par lui enlever le sommeil. Enfin, la menstruation était devenue irrégulière.

Tel était l'état de la malade au mois de juin 1843. Elle était bien décidée, malgré la gravité de sa position, à ne point se soumettre à l'amputation, qu'elle refusait depuis deux ans; aussi, malgré le peu d'espoir que j'avais d'arriver à un résultat heureux dans un cas aussi désespéré, je me décidai à tenter la destruction de cette ancienne tumeur par l'application des caustiques. Voici comment je procédai à cette opération.

Je commençai par appliquer sur le fongus ulcéré des plumasseaux de charpie imbibés d'une forte dissolution d'alun afin d'arrêter ces hémorrhagies continuelles qui affaiblissaient la malade et qui auraient pu me gêner dans l'application des caustiques. Cette première précaution une fois prise, je cernai la tumeur principale avec le caustique de Vienne, puis j'appliquai sur le centre

---

parfaite exactitude les trois périodes principales de la maladie pendant la durée du traitement. J'en ai fait faire le modelage par le procédé Thibert. — Ces pièces se trouvent au Musée Dupuytren et dans toutes les collections Thibert, qui se trouvent dans les principales Académies d'Europe.

une couche de pâte de chlorure de zinc, espérant par ce moyen arriver à détruire la tumeur de deux côtés à la fois. L'application de chlorure de zinc occasionna à la malade des douleurs très-vives, et après la chute de l'eschare, qui se fit attendre douze jours, je sentis au centre de la tumeur que j'avais attaquée, des battements isochrones à ceux du cœur. Ces pulsations m'annoncèrent que je me trouvais au niveau d'un vaisseau qui pourrait bien d'un jour à l'autre être le siége d'une hémorrhagie abondante et difficile à arrêter au milieu de ces tissus mortifiés ; dès lors, j'abandonnai le caustique de Vienne et le chlorure de zinc pour avoir recours à un autre. J'appliquai un plumasseau de charpie imbibé d'acide nitrique très-concentré sur la surface ulcérée, qui avait dix centimètres de diamètre. Je le laissai pendant vingt-quatre heures. Cette cautérisation causa bien quelques douleurs à la malade, mais elles furent bien moins vives que celles qu'elle avait éprouvées lors de l'application des précédents caustiques. Le lendemain, je pus enlever, sans peine et sans beaucoup de souffrance pour la malade, une eschare de 0,02 d'épaisseur, au-dessous de laquelle je trouvai de la sérosité en abondance et du sang coagulé. Encouragé par ce premier résultat, je réitérai tous les jours cette opération pendant plus de 15 mois, et toujours avec le même succès. J'arrivai, au bout de ce temps, à une profondeur de 8 centimètres, et voici dans quel état se trouvait la tumeur que j'avais attaquée. Sa base était formée par une substance dure décrivant un demi-cercle de 0,06 de circonférence. Cette matière dure n'était autre que de la substance osseuse dépendant de l'extrémité inférieure des deux os de l'avant-bras, qui me parurent avoir été le point de départ de cette affection. Au centre de ce demi-cercle se trouvait une matière dont il serait assez difficile de dire la nature, mais ressemblant sous tous les rapports à du tissu cellulaire infiltré. Cette substance, dure et résistante dans certains endroits, molle et fongueuse dans d'autres, fut détruite par le fait des cautérisations qui suivirent; les parties osseuses dont j'ai parlé plus haut furent extraites, c'étaient des débris nécrosés de l'extrémité inférieure du radius et du cubitus.

Cette première tumeur une fois détruite, j'attaquai celles qui se trouvaient sur le même plan et derrière elle. De nombreuses cautérisations finirent par les faire disparaître.

Par le fait même de ces cautérisations que je fus obligé de faire pendant 15 mois, je détruisis tous ces tissus morbides qui recouvraient la source du mal, c'est-à-dire les deux os de l'avant-bras; aussi, muscles, nerfs, tendons, etc., qui s'étaient transformés en un tissu dur ou en une gelée jaunâtre, avaient-ils été complétement attaqués et détruits. Voici dans quel état se trouvait la lésion de l'avant-bras au bout de 15 mois de traitement.

L'épaisseur de sa partie inférieure qui, au début du traitement, avait 0,17, était (voyez pl. II) réduite à 0,02 au bout de 15 mois de traitement. A la place de la tumeur principale se trouvait une excavation ulcéreuse bornée par les deux os de l'avant-bras qui s'étaient incurvés. La tumeur située sur le bord radial n'existait plus, mais elle était remplacée par une vaste ulcération résultant des cautérisations nombreuses que j'avais été obligé de faire, d'un aspect lardacé. Cette partie, qui était encore très-malade, a plus tard été modifiée par un assez grand nombre de cautérisations.

Comme on peut le voir, les cautérisations faites jusqu'à présent étaient parvenues à détruire une partie de ces tissus morbides; mais tout le mal n'ayant pas disparu, je crus urgent d'attaquer ce qui restait, et de tra-

PL. 2.

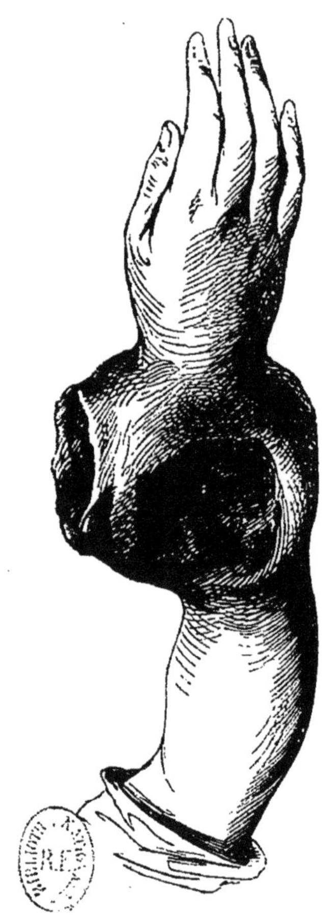

CANCER DE L'AVANT-BRAS, APRÈS QUINZE MOIS DE TRAITEMENT PAR LES CAUSTIQUES.

PL. 3.

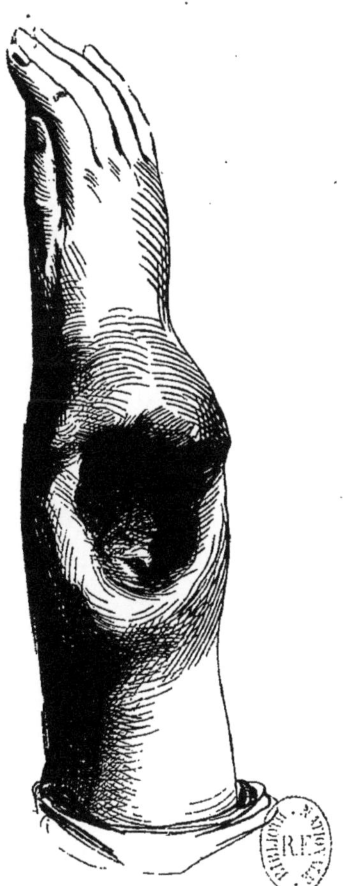

CANCER, GUÉRISON APRÈS DEUX ANS ET DEMI DE TRAITEMENT.

vailler à obtenir la cicatrisation des ulcérations qui me paraissaient de bonne nature. C'est dans ce but que la vaste excavation ulcéreuse fut pansée avec de la charpie imbibée d'une dissolution d'alun. Quant à l'ulcération située sur le bord radial, elle fut attaquée par de nombreuses cautérisations, au moyen desquelles je finis par la faire disparaître et la transformer en une ulcération de bonne nature tendant à la cicatrisation; et, en effet, cette cicatrisation ne se fit pas longtemps attendre. Les autres parties de l'avant-bras se recouvrirent pendant ce temps d'une cicatrice assez solide; aussi, dès ce moment, j'espérai qu'avant peu la malade serait parfaitement guérie.

Les cautérisations furent employées chez cette malade pendant deux ans et demi, avec une persévérance soutenue. Aussi, voici dans quel état elle se trouvait au bout de cette époque (voyez pl. III) :

L'extrémité inférieure de l'avant-bras droit représentait à sa partie postérieure une large excavation bornée par le cubitus et le radius, fortement incurvés et hypertrophiés, recouverts en partie par la peau, en partie par une cicatrice solide. L'écartement de ces os était de 9 centimètres; cet écartement représentait le diamètre transversal de cette vaste excavation. Le diamètre longitudinal avait la même étendue. La profondeur était de 3 centimètres. La circonférence de l'avant-bras, au-dessus de la lésion, était de 0,21 et de 0,19 au niveau du poignet.

Tous les tissus morbides étaient détruits, et la cicatrisation presque complète. Aussi, il ne me parut pas douteux qu'avec de légères cautérisations avec le nitrate d'argent et un peu de repos, je ne parvinsse, avant quelques mois, à mettre la malade en état de se servir de son bras et même de sa main.

Depuis l'époque de la première cautérisation, c'est-à-dire depuis le moment où je pus faire cesser les hémorrhagies et faire disparaître l'odeur infecte que répandait le fongus ulcéré, l'état général de la malade devint meilleur, et de jour en jour il me fut facile de suivre l'amélioration notable qui se manifestait dans sa santé. En effet, la menstruation qui, depuis longtemps, était irrégulière, ne tarda pas à se régulariser, et les règles apparurent tous les mois comme autrefois. L'appétit reparut, et avec lui disparurent ces dérangements dans les différents actes de la digestion. La diarrhée, qui aurait fini par faire périr la malade, céda d'elle-même au bien-être qu'elle ressentit, et les nuits devinrent aussi bonnes et aussi calmes qu'auparavant.

Il est bon de noter que, dès le début du traitement, les cautérisations furent assez douloureuses, puisque je crus nécessaire d'employer les préparations opiacées, afin que la malade pût supporter plus facilement des douleurs qui étaient exaspérées par l'état de faiblesse et de susceptibilité nerveuse dans lequel elle se trouvait. C'est ainsi que progressivement elle est parvenue à prendre la dose énorme de 60 à 80 gouttes de laudanum de Rousseau. Dans les derniers temps, elle n'en prenait plus que 15 à 20.

Tel était l'état de la malade lorsque j'eus l'honneur de la présenter à l'Académie des sciences. Depuis cette époque, non-seulement la guérison s'est maintenue, mais encore la malade est devenue mère et a allaité son enfant, sans que sa santé en ait été le moins du monde altérée. Elle peut se servir de sa main pour la plupart des ouvrages que réclame le soin d'un ménage. Ainsi, porter des seaux d'eau, savonner, etc., etc., telles sont les occupations auxquelles elle peut se livrer. La couture même, qui lui était impossible, est un ouvrage qu'elle exécute encore avec assez de facilité.

Quelle était l'affection pour laquelle madame C... vint me consulter? Cette question importante avait été résolue avant moi par les chirurgiens qui lui avaient proposé l'amputation de l'avant-bras, tellement son état leur paraissait grave. Ils avaient tous déclaré qu'elle portait une tumeur cancéreuse. Il me reste maintenant à m'expliquer sur ce fait, et à faire connaître les motifs sur lesquels je m'appuie.

Les tumeurs que cette malade portait étaient de nature cancéreuse, point de doute sur ce fait. Leur aspect violacé, les battements et les hémorrhagies dont elles étaient le siége, les douleurs lancinantes que la malade éprouvait, enfin la présence même d'une assez grande quantité de tissu encéphaloïde sont les motifs qui ne permettent pas de nier l'existence d'une affection cancéreuse. Mais à quelle classe appartenait-elle? Était-elle complétement encéphaloïde? Non, et qu'il me soit permis de faire ici une remarque : c'est que l'affection cancéreuse qui attaque les membres, et qui, pour la plupart, ont leur origine dans les parties osseuses, ne se présentent pas avec des caractères aussi bien dessinés et aussi tranchés que lorsque ce sont les organes glanduleux ou les parties molles qui en sont primitivement atteints. C'est ce qui est arrivé dans le cas qui m'occupe dans ce moment. On a pu voir qu'après quelques cautérisations, j'ai rencontré des tissus de nature diverse, tels que de la matière tuberculeuse, du tissu fibreux accidentel, des cartilages imparfaits, des végétations osseuses, des kystes multiloculaires contenant des liquides divers, puis de la matière encéphaloïde, jusqu'à ce que je fusse parvenu aux deux os de l'avant-bras qui avaient été atteints par l'affection cancéreuse.

D'après l'ensemble de ces produits morbides, il est facile de voir que les différentes tumeurs que je suis parvenu à faire disparaître complétement, appartenaient à cette classe de tumeurs cancéreuses appelées composées par les auteurs, parce qu'elles sont formées, d'une part, de squirrhe ou d'encéphaloïde, et, d'une autre, de produits qui ne sont que des accidents de nutrition; mais, quoique différentes des autres par l'ensemble des tissus qui entrent dans leur composition, elles n'en sont pas moins dangereuses, car l'élément principal de ces tumeurs est toujours le cancer.

Du reste, que l'on considère un peu les phases principales de la maladie de Mme C..., et on verra combien l'état de cette maladie a présenté de gravité.

Ainsi donc nul doute sur la nature de cette affection. C'était une tumeur cancéreuse qui avait envahi l'extrémité inférieure des deux os de l'avant-bras.

Cette observation qui m'a paru assez intéressante pour être rapportée avec quelques détails, est la plus remarquable de celles que j'ai recueillies depuis que j'emploie les caustiques dans le traitement de certaines affections chirurgicales. — L'état désespéré de la malade vouée à une mort certaine, pour ne pas vouloir se soumettre à l'amputation de l'avant-bras, jugée indispensable par des hommes de mérite, m'a décidé, je l'avoue, d'entreprendre une guérison sur laquelle je ne comptais pas beaucoup dès le début. Aussi je suis heureux d'avoir essayé une méthode de traitement dont jusqu'alors je n'avais obtenu que des résultats avantageux, et qui, il est vrai, tout d'abord aurait pu me paraître inapplicable dans cette circonstance à cause de l'état de faiblesse et d'épuisement dans lequel se trouvait la malade. — Depuis longtemps j'étais convaincu de ce fait, qu'il existe peu de cas qui ne soient pas susceptibles d'être attaqués par les caustiques, surtout quand les lésions qui réclament leur application, sont situées sur les membres, ou n'ont pas envoyé de trop fortes racines dans les diverses parties de notre être, pour qu'il soit matériellement impossible de les atteindre et par suite de les détruire. La lésion pour laquelle la malade vint me consulter était grave, il est vrai, mais du moins elle était bornée, et quelles que fussent les parties atteintes par le mal, j'étais toujours sûr de pouvoir les détruire, si du moins la malade avait encore assez de force pour pouvoir supporter les douleurs qui devaient succéder à l'application des caustiques, et cependant cette considération ne m'aurait certainement pas arrêté, car le chirurgien a entre les mains tant de moyens de diminuer ou même d'annihiler ces douleurs, que le motif de la souffrance ne doit pas l'arrêter dans l'application des caustiques; quant à la faiblesse du malade, elle ne doit pas non plus être prise en considération, car les chirurgiens, qui ont appliqué plusieurs fois des caustiques, savent tous que cette faiblesse, qui succède habituellement à une suppuration ou à une exhalation d'odeurs putrides, ne tarde pas à disparaître au bout de quelques cautérisations qui transforment les tissus morbides en un tissu dur et spongieux privé de vie, et que cette transformation arrête immédiatement la suppuration et fait disparaître ces odeurs plus ou moins infectes qui s'échappent de plaies de mauvaise nature ou qui suppurent depuis longtemps.

Confiant dans les bonnes dispositions de la malade et surtout dans son courage, j'entrepris donc de la débarrasser d'une affection qui nécessairement et avant peu l'aurait fait périr.

Comme déjà on a pu le voir par les détails circonstanciés, dans lesquels je suis entré, cette observation offre quelques particularités assez intéressantes.

Ainsi dès le début du traitement, il est à remarquer que si j'avais continué les cautérisations avec le caustique de Vienne et le chlorure de zinc, il me serait certainement arrivé de voir la malade succomber; car dans son état de faiblesse, un simple écoulement de sang, qui aurait duré quelques minutes, aurait été plus que suffisant; c'est cette considération, je dois le dire, qui me fit songer à un nouveau caustique qui depuis cette époque m'a rendu d'assez grands services, et dont j'ai tiré grand profit dans le cas qui m'occupe. Ce caustique dont j'ai eu déjà l'occasion de parler dans une autre partie de ce travail et dont j'ai signalé les avantages, trouvait naturellement son application dans ce cas. La facilité avec laquelle furent faites les premières applications de ce caustique et surtout la présence d'une eschare molle qui se levait en partie sans aucune peine, ce qui me permettait par conséquent de renouveler tous les jours les cautérisations, m'engagèrent à m'en tenir à ce nouveau caustique au moyen duquel j'ai pu détruire les différentes tumeurs sans qu'aucun accident soit venu ralentir le traitement.

Quant à la durée du traitement qui a été de deux ans et demi, personne, j'en suis sûr, excepté peut-être les hommes de l'art, n'osera la trouver trop longue : car en présence d'une opération qui nécessairement prive les malades de parties essentielles de leur être, il n'en est pas un qui ne préférera se soumettre à une opération qui, quoique plus longue, pourra sauver ce membre et le rendre même capable de faire certains ouvrages. C'est dans ce cas que se trouvait ma malade. Or, sa position sociale ne lui permettait pas de vivre sans travailler. On voit de suite combien il était indispensable pour elle de conserver l'avant-bras droit pour l'utiliser dans certaines circonstances. Sous ce dernier point de vue j'ai été plus heureux que je ne pensais; car non-seulement la malade a conservé un membre dont à tout prix elle ne voulait pas se débarrasser, mais encore je l'ai mise à même de s'en servir, comme on peut le voir par les détails dans lesquels je suis entré dans l'observation; non-seulement elle peut exécuter les ouvrages un peu grossiers du ménage, mais encore elle peut se servir de la main pour tenir une aiguille à coudre. La nature dans cette circonstance est venue à mon aide, il est vrai, car par un phénomène pathologique, dont l'explication est facile à donner, les tendons extenseurs des doigts qui se trouvaient compris dans la tumeur, après avoir été détruits dans une certaine partie de leur étendue, ont pris insertion sur la partie de la main, au niveau de laquelle ils étaient intacts, c'est-à-dire sur le carpe; de sorte qu'il est facile de comprendre par ce mécanisme comment il se fait que les doigts ont conservé leurs mouvements de flexion et d'extension, les tendons extenseurs représentent des cordes élastiques qui reviennent sur elles-mêmes après avoir cédé à la traction exercée par les tendons fléchisseurs.

Conserver un membre indispensable à la malade, le rendre même propre à faire certains ouvrages, à supporter certains fardeaux, et rétablir les mouvements de flexion et d'extension des doigts, tel est le résultat auquel je suis arrivé dans un cas reconnu incurable, si la malade n'avait pas voulu se soumettre à l'amputation de ce membre.

En présence d'un tel résultat, et de celui que l'on aurait obtenu par l'amputation, en supposant toutefois que la malade eût survécu à une opération aussi grave et à ses suites qui, dans ce cas, auraient été naturellement dangereuses, tout le monde reconnaîtra nécessairement la supériorité de la cautérisation sur l'emploi de l'instrument tranchant.

AFFECTIONS SCROFULEUSES.

NEUVIÈME OBSERVATION.

ULCÉRATION SCROFULEUSE DE LA JAMBE GAUCHE. — CAUTÉRISATIONS AVEC LE CAUSTIQUE DE VIENNE. — GUÉRISON.

Madame D..., âgée de 30 ans, demeurant à Paris, rue Montholon, offre un type de constitution scrofuleuse. En 1843, lorsque cette dame vint me consulter, elle portait à la jambe gauche une large ulcération à bords fongueux et renversés qu'il eût été facile de confondre avec une ulcération de nature cancéreuse. Cette ulcération avait résisté à des pansements quotidiens avec de la pommade iodurée, et à un traitement général dont l'iode faisait la base, et véritablement je craignais, en entreprenant de donner des soins à Mme D..., de ne pouvoir arriver à une guérison complète.

Avec le caustique de Vienne, je cautérisai plusieurs fois et profondément les bords et le fond de l'ulcération qui était ensuite pansée avec des gâteaux de charpie imbibés d'une forte dissolution d'alun. Je fis suivre un régime tonique, et conseillai l'usage des préparations ferrugineuses. Au bout de six mois environ, j'obtins la guérison de l'ulcération, et, depuis ce temps, l'état de la jambe est tout à fait satisfaisant. Mais, depuis le commencement de l'année 1845, il existait autour du poignet gauche des ulcérations de diverses grandeurs, plus ou moins profondes, et qui fournissaient une abondante suppuration. Quelques-unes se cicatrisèrent à la suite de pansements avec la pommade au précipité blanc; mais d'autres plus rebelles résistèrent à plusieurs cautérisations avec le caustique de Vienne, et au rapprochement de leurs bords avec des bandelettes de sparadrap. L'alun me parut devoir être employé avec plus d'avantage : je fis prendre à l'intérieur de l'iodure de potassium, et j'espérais par ces moyens arriver à une entière guérison.

En effet, dans le courant de l'année 1845, la malade fut entièrement guérie.

DIXIÈME OBSERVATION.

ULCÈRES SCROFULEUX AVEC CARIE DE PLUSIEURS OS. CAUTÉRISATIONS. PANSEMENTS AVEC LA DISSOLUTION D'ALUN. GUÉRISON.

M. B..., âgé de 54 ans, cordonnier, demeurant rue Jean-Bart, n° 4, était atteint depuis très-longtemps d'une affection scrofuleuse qui avait porté ses effets sur tout le système osseux. Tantôt à la main, tantôt à la jambe, s'étaient montrées des tumeurs qui avaient fini par entraîner des ulcérations très-difficiles à guérir, et dont la plupart, après avoir entièrement disparu, avaient apparu de nouveau.

En 1839, M. B..., après avoir été traité comme vénérien, bien qu'il n'eût accusé aucun symptôme de cette nature, se soumit à ma méthode de traitement sur les avantages de laquelle j'étais déjà fixé à cette époque. Alors le tibia droit était le siége d'une tumeur présentant à son centre une ulcération profonde qui fournissait un écoulement de pus et de sanie très-abondants. Par des cautérisations faites en très-grand nombre, je parvins à faire cicatriser cette ulcération qui avait résisté à tous les autres modes de traitement. Le malade était en même temps soumis à un régime tonique, et à l'usage des préparations ferrugineuses.

Le 17 septembre 1846, il existait encore sur le trajet des tendons extenseurs du petit doigt et de l'annulaire du côté droit, une ulcération à fond grisâtre, entourée de tissus indurés et de couleur violette, et fournissant une grande quantité de pus; elle donnait lieu à des douleurs tellement vives que je fus obligé de la faire saupoudrer avec de l'acétate de morphine. L'olécrane était également envahi; il était tuméfié, et les parties molles voisines étaient ulcérées. Bien que je n'espérai pas arriver à guérir complétement ce malade, dont la constitution était profondément altérée par toutes les souffrances qu'il avait éprouvées, je continuai à lui donner des soins qui consistèrent principalement à faire faire des pansements journaliers avec de la charpie imbibée d'une forte dissolution d'alun, et à cautériser de temps à temps les bords des ulcères qui, par leur nature, avaient été jusqu'à présent rebelles à tous les traitements qui ont été mis en usage.

Au bout de quelques mois une amélioration notable eut lieu dans l'état de ce malade, et la guérison ne se fit pas longtemps attendre.

ONZIÈME OBSERVATION.

ENGORGEMENT SCROFULEUX DES GANGLIONS DE L'AISSELLE. ABCÈS. TRAJET FISTULEUX. CAUTÉRISATION. GUÉRISON.

Mademoiselle L..., demeurant rue Dauphine, 12, âgée de 23 ans, offre un type de constitution lymphatique; elle porte au col des cicatrices d'abcès qui se sont ouverts spontanément et ont suppuré longtemps; les paupières dépourvues de cils sont rouges et boursouflées; plusieurs taies existent sur la cornée; enfin, on observe la langueur et l'apathie naturelles aux scrofuleux.

Il y a trois ans, mademoiselle L.... s'aperçut qu'elle avait une glande sous l'aisselle droite; cette glande, dont le volume alla toujours en augmentant, finit par gagner la glande mammaire qui devint le siége d'une tumeur assez volumineuse; un abcès s'était formé dans cette région, et à la suite de son ouverture faite avec le bistouri, un trajet fistuleux s'était établi et existait encore; il fournissait un écoulement de pus mal lié de couleur blanchâtre.

Afin de faire disparaître cette tumeur dont le volume augmentait d'une manière rapide et qui pouvait dégénérer, je commençai sans tarder le traitement de cette malade. Avec le caustique de Vienne je pratiquai une forte cautérisation dans le trajet fistuleux, et je pansai avec de la charpie imbibée d'une dissolution d'alun. La douleur était très-supportable et dura deux heures. D'autres cautérisations furent successivement pratiquées à huit ou quinze jours d'intervalle dans le centre de la tumeur, qui diminua notablement de volume par suite de l'emploi de ces moyens.

Le 17 septembre 1846, après trois mois de traitement, je pus constater que la glande de l'aisselle et la tumeur du sein, avec laquelle elle se continuait, étaient réduites à un très-petit volume; une plaie, large comme une pièce de cinq francs, existait au centre de la glande mammaire; elle fut pansée avec de la charpie imbibée d'une forte dissolution d'alun, et je continuai les cautérisations avec le caustique de Vienne, jusqu'à ce qu'il n'y eût plus de traces de la tumeur du sein, ce qui eut lieu assez promptement.

DOUZIÈME OBSERVATION.

CARIE SCROFULEUSE DU CINQUIÈME MÉTATARSIEN DU PIED DROIT CHEZ UNE JEUNE FILLE AGÉE DE VINGT-SIX ANS ; CAUTÉRISATIONS AVEC LE CAUSTIQUE DE VIENNE SOLIDIFIÉ ; PANSEMENTS AVEC DE LA CHARPIE IMBIBÉE D'UNE FORTE DISSOLUTION D'ALUN. GUÉRISON.

Mademoiselle A..., âgée de 26 ans, femme de chambre, demeurant à Paris, a été d'une bonne santé pendant son enfance et n'a jamais eu d'engorgements glandulaires. Au mois de mars 1846, elle éprouva presque subitement une douleur vive au niveau du cinquième métatarsien qui, les jours suivants, devint le siége d'un gonflement assez fort ; divers moyens furent employés, tels que des sangsues, des cataplasmes, des pommades de diverses espèces ; mais le gonflement n'en continua pas moins à s'accroître ainsi que la douleur, et au bout de quelques mois de traitement infructueux, mademoiselle A... vint me consulter. A cette époque, il existait un trajet fistuleux au centre de cet engorgement, que je commençai par convertir en plaie simple au moyen d'une incision ; puis je fis des pansements avec de l'eau alumineuse. Au bout de quinze jours la plaie était vermeille, mais surmontée de bourgeons charnus qui revenaient sans cesse, malgré les cautérisations avec le nitrate d'argent, au moyen desquelles je cherchais à les réprimer. Je sondai la plaie, et je trouvai que l'os était à découvert, ce qui me donna l'explication de la persistance de cette plaie, et me porta à recourir à des cautérisations plus actives et capables de modifier la sub-inflammation de l'os et des parties molles, entretenue sans doute par la constitution lymphatique de la malade. Je cautérisai donc cette plaie avec le caustique de Vienne solidifié, et je fis augmenter la dose de carbonate de fer que, dès le commencement du traitement, j'avais fait prendre à la malade. Au bout de quinze jours de l'usage de ces moyens, la plaie prit un meilleur aspect, la suppuration diminua, et en répétant trois ou quatre fois les cautérisations, je parvins à faire cicatriser la plaie, dans la plus grande partie de son étendue.

Le 17 septembre 1846, il n'existait pas de gonflement appréciable dans le point où l'os était affecté, c'est-à-dire, vers le cinquième métatarsien; mais on voyait encore une petite plaie ou plutôt un petit trajet fistuleux de une ou deux lignes de profondeur, qui diminue pour ainsi dire de jour en jour.

Dans le courant du mois de novembre de la même année la malade était complétement guérie.

TREIZIÈME OBSERVATION.

AFFECTION SCROFULEUSE DE LA JAMBE CHEZ UNE JEUNE FILLE AGÉE DE TRENTE-DEUX ANS; AMÉLIORATION TRÈS-REMARQUABLE AU MOYEN D'INJECTIONS ALUMINEUSES DANS LES TRAJETS FISTULEUX, DE CAUTÉRISATIONS AVEC LE CAUSTIQUE DE VIENNE, ET DE PANSEMENTS AVEC UNE DISSOLUTION D'ALUN.

Mademoiselle L..., âgée de 32 ans, rue Cassette, n° 16, d'une constitution lymphatique très-prononcée, a eu, étant jeune, des engorgements ganglionnaires de la région cervicale qui, pour la plupart, se sont abcédés; il en est résulté des cicatrices indélébiles, stigmates incontestables d'une affection scrofuleuse.

Depuis l'âge de 18 ans, mademoiselle L... porte à la jambe gauche des tubercules scrofuleux nombreux, dont quelques-uns se sont enflammés et ont suppuré. Un pus s'est infiltré dans le tissu cellulaire, dans les muscles, et, par suite, des trajets fistuleux se sont établis dans différents points du membre qui est devenu d'un volume énorme. Divers traitements par les toniques, par les amers ayant été infructueux, il fut question plusieurs fois d'en venir à l'amputation du membre. Mais la malade s'y étant toujours refusée, son état ne faisait qu'empirer.

Lorsque je commençai à lui donner des soins, je n'espérais pas arriver à la guérir et je craignais d'être obligé de faire à la malade la même proposition que celle qui lui avait été faite et qu'elle avait constamment rejetée. Pourtant, je conservais encore une lueur d'espoir en me rappelant que, dans des cas à peu près semblables, j'avais déjà obtenu, non pas une guérison complète, mais une amélioration tellement grande, que la chirurgie dont on croyait l'intervention indispensable, avait fini par devenir tout à fait inutile.

Le traitement que je mis en usage dans ces conditions si défavorables consista d'abord dans des injections avec le liquide conservateur de M. Ganal dans tous les trajets fistuleux, puis je pratiquai plus tard des cautérisations avec le caustique de Vienne; et enfin, comme moyens généraux, je prescrivis un régime tonique, des bains froids et l'usage du carbonate de fer à la dose de 2 grammes par jour. Sous l'influence de ces moyens, la santé générale s'améliora d'une manière remarquable, et les trajets fistuleux diminuèrent de profondeur, quelques-uns même étaient fermés au bout de deux mois d'un traitement qui avait ainsi amené un résultat inespéré.

Encouragée à persister, la malade très-docile y mit toute la persévérance possible, et au bout de huit à neuf mois de traitement toutes les fistules étaient cicatrisées, et il n'existait plus un seul tubercule scrofuleux à la jambe.

Le 17 septembre 1846, je constatai, après plusieurs années de cessation de tout traitement, les traces de l'affection profonde qui a failli priver la malade d'un membre dont elle peut actuellement se servir; mais il n'existe plus de trajets fistuleux ni d'engorgements; en un mot, la guérison est complète et ne paraît pas devoir se démentir.

QUATORZIÈME OBSERVATION.

CARIE DU DEUXIÈME MÉTACARPIEN CHEZ UN HOMME AGÉ DE VINGT-SIX ANS; CAUTÉRISATION AVEC LE CAUSTIQUE DE VIENNE; EXTRACTION DE PORTIONS OSSEUSES; INTERRUPTION DU TRAITEMENT PAR SUITE DE LA NÉGLIGENCE DU MALADE.

Bien que le fait que je vais rapporter reste incomplet par suite de la négligence du malade, à continuer un traitement dont il avait déjà obtenu des avantages incontestables, je le crois cependant assez intéressant pour mériter l'attention des hommes de l'art, auxquels il prouvera, entre autres choses, combien la persévérance est indispensable dans une foule de cas analogues à celui-ci, tant de la part du médecin que de la part du malade.

M. D..., âgé de 26 ans, demeurant rue Hauteville, d'une belle constitution, et n'ayant jamais eu dans son enfance aucun engorgement glandulaire, s'aperçut, il y a quatre ans, après avoir corrigé avec force un chien de chasse, qu'il avait à la main gauche, sur le trajet du tendon de l'extenseur du doigt indicateur, une tumeur dure, qui ne lui causait aucune douleur. Cinq ou six mois après, cette tumeur ayant augmenté de volume, M. D... consulta un chirurgien, qui eut recours à une compression vive et brusque, à une sorte d'écrasement. Cette manœuvre, exécutée plusieurs fois, amena dans la tumeur une exhalation de liquide auquel on donna issue par une ponction sous-cutanée qui fut suivie de la compression au moyen de bandage. Mais la petite plaie s'agrandit, les bords se renversèrent, et elle fournit une suppuration qui finit par devenir sanieuse et noirâtre. Successivement plusieurs abcès se formèrent dans différents endroits de la main, et leur ouverture spontanée fut suivie de trajets fistuleux qui fournirent un écoulement de liquide séro-purulent. Et comme si la diathèse scrofuleuse, latente chez ce jeune homme, eût tout à coup manifesté sa présence à l'occasion de l'accident peu grave en apparence qui lui était arrivé, toutes ces plaies, ces abcès, ces fistules dont je viens de parler, avaient toutes le caractère scrofuleux le plus incontestable. Aussi fut-il traité pendant longtemps par M. Lugol, au moyen des préparations iodurées, prescrites sous toutes les formes.

Ce malade étant venu me consulter en 1846, je constatai que la tête du deuxième métacarpien, au niveau de laquelle existaient deux trajets fistuleux, était mobile, rugueuse et inégale, et que des chairs fongueuses, violacées, s'opposaient à son expulsion. J'employai la cautérisation avec le caustique de Vienne, et je pus bientôt enlever sans difficulté la tête supérieure de l'os, qui était en effet envahie par la carie et détruite en grande partie. Des pansements avec une dissolution alumineuse donnèrent à la plaie un meilleur aspect; mais elle ne se cicatrisa pas, car d'autres portions osseuses déjà mobiles entretenaient un état inflammatoire, et je dus continuer la cautérisation pour modifier les tissus et favoriser la sortie des os, ce qui eut lieu au bout de quelques mois.

Une amélioration notable suivit ce traitement, dont je secondais l'efficacité en administrant des préparations ferrugineuses et des toniques; mais le malade ayant cessé de suivre le conseil que je lui avais donné de continuer à venir me consulter de temps en temps, il se forma de nouveaux abcès dans la main, puis des trajets fistuleux qui, du dos de la main, pénétrèrent jusque dans la paume, d'autres envahirent le poignet; un stylet introduit dans l'un des trajets fistuleux au niveau du deuxième métacarpien, me permit de constater le 24 juin 1846, qu'une portion de cet os était à nu et devait être extraite, après avoir cautérisé de nouveau les chairs qui l'entouraient.

Depuis cette époque, j'ai perdu le malade de vue, et je n'ai pas su ce qu'il était devenu.

QUINZIÈME OBSERVATION.

ABCÈS SCROFULEUX AU BRAS ET A LA CUISSE. SUITE D'ULCÉRATIONS REBELLES. GUÉRISON AU MOYEN DE LA CAUTÉRISATION AVEC LE CAUSTIQUE DE VIENNE.

Madame F..., âgée de 45 ans, petite rue Taranne, 5, d'une constitution chétive, ayant eu des gourmes dans son enfance, éprouva, il y a 8 ans, de très-vives douleurs dans l'avant-bras droit, auxquelles succédèrent bientôt des tumeurs molles, fluctuantes et qui s'ouvrirent spontanément. Survint aussi, dans le même temps, un abcès à la cuisse droite, qui, après avoir été ouvert fut suivie d'une large plaie. Divers moyens furent employés pour arriver à la cicatrisation de cette plaie et de celles de l'avant-bras, qui fournissaient une suppuration extrêmement abondante, mais au bout de plusieurs mois, au lieu de diminuer ces plaies étaient devenues des ulcères à bords renversés, de couleur violacée n'indiquant pas une tendance à la guérison par les moyens simples qui avaient été employés (cérat simple et saturné, bandelettes de sparadrap, etc.). C'est alors que madame F... vint me consulter. A cette époque

(1842), le bras était œdematié dans toute son étendue; les doigts, constamment froids et de couleur violette, dénotaient une gêne très-grande dans la circulation du membre. L'avant-bras était le siége d'ulcérations profondes dont quelques-unes laissaient voir à nu les tendons des muscles. Le cubitus était dénudé depuis l'olécrane jusqu'à sa partie moyenne. Quant à l'ulcère de la cuisse, il était dans de meilleures conditions de guérison et avait diminué de profondeur et d'étendue.

La malade nous dit que M. Larrey, qu'elle a consulté, lui a proposé l'amputation de l'avant-bras, mais qu'elle préfère mourir que d'en venir à cette extrémité.

Nos idées étant déjà arrêtées depuis plusieurs années sur les bons effets de la cautérisation dans les affections scrofuleuses externes, nous espérons pouvoir, par ce moyen, arriver à la guérison de madame F... qui accepte avec empressement nos conseils.

Avec le caustique de Vienne, nous pratiquons de légères cautérisations sur les bords des ulcères de l'avant-bras et de la cuisse, nous faisons des pansements quotidiens avec de la charpie imbibée d'une dissolution d'alun. Un mois après nous apercevons déjà une amélioration notable dans l'état de l'avant-bras. Quant à l'ulcère de la cuisse, il est réduit à de très-petites dimensions. Bref, en continuant les mêmes moyens, deux mois après le commencement du traitement, la cuisse est entièrement guérie, et au bout de cinq mois, toutes les ulcérations de l'avant-bras étaient cicatrisées.

Depuis cette époque, madame F... est venue nous voir souvent, et aujourd'hui encore (2 juin 1846) nous constatons que la guérison de madame F... ne s'est pas démentie. Sa constitution paraît aussi s'être améliorée sous l'influence du régime tonique et des préparations ferrugineuses que j'ai recommandés pendant longtemps.

SEIZIÈME OBSERVATION.

AFFECTION SCROFULEUSE CHEZ UNE JEUNE FILLE AGÉE DE HUIT ANS ET DEMI. TUBERCULES DANS DIFFÉRENTES RÉGIONS, AU DOS, AU COL, AU FRONT. CAUTÉRISATION AVEC LE CAUSTIQUE DE VIENNE. AMÉLIORATION REMARQUABLE.

Cet exemple, l'un des plus frappants que je puisse rapporter en faveur des moyens que j'emploie dans les affections strumeuses est relatif à un enfant âgé de 8 ans, scrofuleux à un degré ultime. Des tubercules et des ganglions existaient à la région dorsale, au col, derrière l'oreille, sur le front, dans l'aisselle, etc. Quelques-uns étaient enflammés et avaient suppuré, par exemple ceux du dos; il en était résulté des fistules que je parvins à faire cicatriser en injectant dans leur trajet une dissolution de potasse. Quant aux autres tubercules, je les attaquai avec le caustique de Vienne; mais l'affection scrofuleuse ayant envahi le coronal, il se détacha des portions osseuses après que j'eus cautérisé les fongosités qui les retenaient.

Quant au traitement général, il consista dans l'usage de l'iodure de potassium et du carbonate de fer à doses assez élevées.

Au bout de quelques mois, à la pâleur, à la langueur de toutes les fonctions qui existaient lorsque je commençai le traitement de cette enfant, avaient succédé une coloration du visage et toutes les apparences de la santé. Sa constitution s'était en effet améliorée sous tous les rapports, et les fonctions digestives avaient repris une activité qui avait été très-favorable au rétablissement de cette jeune enfant. En effet, ce traitement ayant été continué pendant quelque temps, une grande partie des ulcères scrofuleux furent cicatrisés.

DIX-SEPTIÈME OBSERVATION.

ULCÉRATIONS SCROFULEUSES AU NIVEAU DU GENOU DROIT ATTEINT DE TUMEUR BLANCHE. LA MARCHE EST IMPOSSIBLE DEPUIS DIX ANS. CAUTÉRISATION AVEC LE CAUSTIQUE DE VIENNE. GUÉRISON AU BOUT D'UN AN DE TRAITEMENT.

Madame G..., âgée de soixante ans, demeurant boulevard du Temple, n° 12, me fit appeler en 1838. Cette dame avait une tumeur blanche scrofuleuse au genou droit. Les parties molles de l'articulation étaient transformées en ulcérations de très-mauvaise nature. Elles étaient bleuâtres, décollées des parties sous-jacentes et formaient des lambeaux flottants, privés pour la plupart de vitalité. Le genou était tuméfié, très-douloureux, et ne pouvait se remuer: aussi la malade était-elle condamnée depuis dix ans à garder le repos au lit le plus absolu, et des chirurgiens distingués lui proposèrent l'amputation de la cuisse.

M. le professeur Velpeau ayant été consulté, proposa de cautériser ces ulcérations avec le nitrate acide de mercure; mais ces cautérisations n'ayant produit aucun résultat avantageux, j'eus l'idée d'attaquer ces ulcérations avec le caustique de Vienne. Mes essais furent tellement heureux que je les continuai. J'employai aussi la pommade au précipité blanc pour panser ces ulcérations.

L'affection de cette dame fut notablement améliorée dans l'espace de quelques mois, et au bout d'un an de traitement elle put venir me voir à pied rue du Four-Saint-Germain.

Depuis lors la cicatrisation continua à se faire, et la malade fut bientôt complétement guérie.

Un tel résultat paraîtra réellement surprenant, quand on réfléchira à l'état dans lequel se trouvait cette dame qui depuis dix ans n'avait pas quitté son lit.

Dans ce moment encore elle vit et jouit d'une santé parfaite.

DIX-HUITIÈME OBSERVATION.

CARIE DES APOPHYSES TRANSVERSES DES TROIS DERNIÈRES VERTÈBRES DORSALES ET DE LA PREMIÈRE VERTÈBRE LOMBAIRE. ABCÈS FROID SITUÉ A LA RÉGION LOMBAIRE. OUVERTURE DE CET ABCÈS AVEC LE CAUSTIQUE DE VIENNE. GUÉRISON OBTENUE AU BOUT D'UN AN DE TRAITEMENT.

Au mois d'avril 1841 on me fit appeler à Montrouge pour soigner un jeune enfant, âgé de sept ans, qui était malade depuis trois ans.

Cet enfant, qui était scrofuleux, portait depuis cette époque à la région lombaire un abcès froid de la grosseur d'un œuf. Cet abcès, d'après sa marche, me parut être de nature scrofuleuse et dépendre d'une carie des dernières vertèbres dorsales.

Après avoir employé un traitement général, qui consistait à lui administrer le sous-carbonate de fer et l'iodure de potassium, j'attaquai cet abcès par les caustiques.

Voici de quelle manière je procédai : Après avoir appliqué du caustique de Vienne sur le centre de la tumeur, je parvins à donner écoulement à une quantité de pus assez considérable. Puis avec un cylindre de potasse caustique j'essayai de modifier la vitalité même de la membrane de l'abcès, ou même de la détruire pour en obtenir la cicatrisation le plus promptement possible.

Ce traitement dura assez longtemps, car il me fallut à peu près un an pour arriver à guérir complétement ce jeune enfant. Une circonstance importante à noter sur la seule cause de la difficulté que j'eus, ce fut la présence d'une carie des apophyses transverses des trois dernières vertèbres dorsales et de la première lombaire; car au moyen d'un stylet je pus plusieurs fois trouver ces parties osseuses complétement à nu. Mais en poussant la cautérisation jusque sur elles et en en extrayant quelques fragments qui me parurent mobiles, je finis facilement par tarir la suppuration et par obtenir la cicatrisation de l'abcès.

La santé de l'enfant s'était notablement améliorée au bout de quelques mois seulement de traitement; et dans l'espace d'un an il fut complétement guéri.

Pendant deux années il ne se manifesta aucune affection sérieuse qui pût réclamer mes soins. Mais au bout de ce temps il mourut de tubercules pulmonaires.

DIX-NEUVIÈME OBSERVATION.

ABCÈS ET ULCÈRES SCROFULEUX SITUÉS A LA PARTIE ANTÉRIEURE ET SUPÉRIEURE DE LA POITRINE (CÔTÉ GAUCHE). TRAJETS FISTULEUX NOMBREUX ET TRÈS-ÉTENDUS. CAUTÉRISATIONS. INJECTION AVEC LA LIQUEUR DE GANAL ET UNE DISSOLUTION D'ALUN. GUÉRISON AU BOUT DE QUINZE MOIS DE TRAITEMENT.

M. M..., employé au ministère des finances, demeurant rue du Dragon, n° 31, âgé de 25 ans, portait depuis quelques années des ulcérations et des abcès scrofuleux à la partie antérieure de la poitrine du côté gauche; il y avait également de nombreux trajets fistuleux qui la sillonnaient dans divers sens, et parmi eux on en remarquait qui étaient étendus de la partie interne de la clavicule au creux axillaire.

La description de ces différentes lésions ne peut nullement en faire comprendre l'étendue et la gravité. —Il y avait une suppuration abondante et fétide qui incommodait le malade, à tel point qu'il ne prenait aucun aliment et maigrissait considérablement.

Il était atteint depuis longtemps de cette affection pour laquelle il s'était déjà soumis à de nombreux traitements qui ne l'avaient soulagé en aucune façon. Aussi avais-je affaire à une constitution un peu détériorée. Néanmoins j'entrepris sa guérison.

Le traitement consista en cautérisations souvent répétées avec le caustique de Vienne et en injections faites avec la liqueur de Ganal et une dissolution d'alun.

Je fus obligé de le continuer pendant quinze mois. Mais, au bout de ce laps de temps, le malade fut complétement guéri. Je dois dire qu'il fut vu également par le docteur Vitrac, médecin à Paris, qui fut étonné du résultat auquel j'étais arrivé.

VINGTIÈME OBSERVATION.

ENGORGEMENT SCROFULEUX DES GANGLIONS CERVICAUX DES DEUX CÔTÉS TERMINÉ PAR SUPPURATION. CAUTÉRISATIONS MULTIPLES. GUÉRISON COMPLÈTE.

M. H..., âgé de 50 ans, demeurant rue du Four Saint-Germain, n° 43, fut pris, en 1842, d'un érysipèle de la face qui détermina l'engorgement des ganglions cervicaux des deux côtés. Cet engorgement persistait déjà depuis quelque temps après la guérison de l'érysipèle, lorsque je crus reconnaître l'existence d'une constitution scrofuleuse assez prononcée.

J'entrepris alors de le guérir au moyen de la cautérisation, qui m'avait donné des résultats très-avantageux dans un assez grand nombre de cas de ce genre.

Les abcès qui n'étaient pas encore ouverts furent attaqués par le caustique de Vienne solidifié.

Ceux qui existaient déjà à l'état fistuleux nécessitèrent l'emploi d'injections irritantes (liqueur de Ganal et dissolution d'alun). Je me servis aussi du crayon de nitrate d'argent pour cautériser l'intérieur de ces ulcères fistuleux qui ont, comme on le sait, si peu de tendance à se cicatriser.

Il me fallut huit mois pour arriver à faire disparaître soit ces tumeurs scrofuleuses, soit les abcès fistuleux; mais, au bout de ce temps, le malade fut complétement guéri, et depuis lors il ne s'est manifesté aucune tumeur de nature scrofuleuse, car le malade a pu reprendre ses occupations comme auparavant.

VINGT ET UNIÈME OBSERVATION.

TUMEUR SCROFULEUSE SITUÉE SUR L'OMOPLATE GAUCHE. CAUTÉRISATIONS MULTIPLES. GUÉRISON.

Madame A..., âgée de 50 ans, demeurant rue Princesse, n° 16, d'un tempérament très-lymphatique, me fit appeler, en 1839, pour la soigner d'une tumeur ovoïde, de la grosseur d'un œuf, qu'elle portait au niveau de l'omoplate du côté gauche.

Cette tumeur, qui avait eu d'abord une marche assez lente pour ne pas incommoder la malade, prit bientôt, dans un laps de temps assez court, des dimensions assez grandes, et devint le siége d'un travail inflammatoire qui eut pour résultat son ouverture et son ulcération.

En effet, à l'époque où je vis la malade pour la première fois, la tumeur qui avait des adhérences très-intimes avec la peau, présentait une ouverture assez large, à bords renversés, de mauvaise nature, et fournissait un pus ichoreux et assez abondant. Il était important d'agir promptement : aussi cette dame refusant à tout prix de se soumettre à une opération, et convaincue des résultats avantageux que la cautérisation peut donner dans ces sortes d'affections, je lui proposai de la débarrasser de cette tumeur d'une manière plus lente, il est vrai, que ne le ferait l'instrument tranchant, mais aussi plus sûre.

Le jour même, j'appliquai donc du caustique de Vienne sur le centre de la tumeur. Le lendemain, je me servis de la pâte de Canquoin qui lui occasionna des douleurs très-vives. Au bout de huit jours, l'eschare se détacha; elle avait trois lignes d'épaisseur. Comme je ne connaissais pas alors les services immenses que l'acide nitrique solidifié peut rendre dans ces cas, j'appliquai de nouveau la pâte de Canquoin. Les douleurs furent tellement insupportables, que je fus désormais obligé d'y renoncer et de revenir au caustique de Vienne.

Ces cautérisations furent répétées pendant plusieurs mois, et la malade fut bientôt rétablie. La guérison complète de la tumeur n'eut lieu qu'au bout de huit mois de traitement.

VINGT-DEUXIÈME OBSERVATION.

TUMEUR BLANCHE SCROFULEUSE DU GENOU DROIT. TRAJETS FISTULEUX MULTIPLES ET PROFONDS DE LA CUISSE ET DE LA JAMBE. AMÉLIORATION TRÈS-NOTABLE AU BOUT D'UN AN DE TRAITEMENT. MORT DE TUBERCULES PULMONAIRES.

M. B..., bottier, âgé de 39 ans, demeurant à Vaugirard, est le type parfait du scrofuleux.

Dès son enfance, il avait eu sur tout le corps des tumeurs scrofuleuses, et une tumeur blanche du genou droit qui s'était terminée par ankylose.

Depuis 13 ans jusqu'à 36, le genou scrofuleux sembla endormi chez lui, mais il se réveilla à cette époque pour apparaître avec plus d'énergie qu'auparavant. A cette époque, il se forma à la partie externe de la cuisse un abcès assez volumineux qui s'ouvrit, pourrit et resta désormais fistuleux. A la jambe et à la cuisse, de nouveaux abcès se développèrent si nombreux, que le membre paraissait criblé de trajets fistuleux qui pénétraient jusque dans l'interstice des muscles, et allaient jusqu'aux os.

Il me serait impossible de donner une description même sommaire des différentes lésions que portait Brocard. Que l'on se représente la manifestation la plus évidente de l'affection scrofuleuse, et on aura à peine l'idée de ce que pouvaient être les différentes lésions pour lesquelles il vint au mois d'octobre 1844 réclamer mes soins.

Depuis cette époque jusqu'au mois d'avril 1845, je lui fis prendre de l'iodure de potassium et du sous-carbonate de fer.

Le traitement local consistait en cautérisations avec le caustique de Vienne et l'acide nitrique, et en injections avec une liqueur iodurée et une dissolution d'alun.

Déjà, au bout d'un an, j'étais parvenu à obtenir une amélioration très-notable dans l'état de Brocard, lorsqu'il mourut de tubercules pulmonaires.

VINGT-TROISIÈME OBSERVATION.

NOMBREUX TRAJETS FISTULEUX DE NATURE SCROFULEUSE. CARIE DU CALCANÉUM. GUÉRISON AU BOUT DE SIX MOIS DE TRAITEMENT. LE CALCANÉUM DU CÔTÉ OPPOSÉ SE PREND. LE MALADE ENTRE A L'HOPITAL SAINT-LOUIS ET MEURT DE TUBERCULES PULMONAIRES.

Le jeune D..., âgée de 10 ans, demeurant à Ménilmontant, né de parents scrofuleux et ayant lui-même des engorgements ganglionnaires tuberculeux au col et sous les aisselles, était atteint d'une carie du calcanéum avec destruction des parties molles, lorsqu'en 1844 on me pria de lui donner des soins.

Cet enfant était chétif, petit, assez maigre et dans de très-mauvaises conditions; néanmoins, je tentai sa guérison. Avec une carie du calcanéum, ce malade portait sur le dos, sur la poitrine de nombreux trajets fistuleux qui avaient succédé à des abcès scrofuleux.

Je commençai des cautérisations avec l'acide nitrique et le caustique de Filhos, puis des pansements avec de la charpie imbibée d'une forte dissolution d'alun.

Il me fallut assez de temps et beaucoup de persévérance pour tarir ces sources de pus, néanmoins je réussis. Il restait alors la carie du calcanéum que j'attaquai de la même manière, et au bout de six mois de traitement j'étais parvenu à guérir complétement ce jeune enfant des nombreux trajets fistuleux et de la carie du calcanéum qu'il portait, lorsque le calcanéum de l'autre côté se prit. Ses parents le firent alors entrer à l'hôpital Saint-Louis, dans le service de M. Lugol. Au bout de quelques mois de séjour, il mourut de tubercules pulmonaires.

VINGT-QUATRIÈME OBSERVATION.

CARIE DE L'ANGLE DE LA MACHOIRE INFÉRIEURE (CÔTÉ GAUCHE). ENGORGEMENT GANGLIONNAIRE DU COL. CAUTÉRISATIONS MULTIPLES AVEC LE CAUSTIQUE DE VIENNE. GUÉRISON AU BOUT DE DEUX ANS DE TRAITEMENT.

Monsieur G..., âgé de 18 ans, demeurant rue des Francs-Bourgeois-Saint-Michel, nº 11, portait depuis longtemps un engorgement des ganglions du col du côté gauche. Quelque temps après, il avait vu survenir à l'angle de la mâchoire une tumeur molle, fluctuante, qui s'était abcédée et était restée fistuleuse.

Il me fit appeler en 1845 pour lui donner des soins.

J'attaquai d'abord l'affection de la mâchoire, qui était

une carie du maxillaire inférieur. Des cautérisations multiples furent faites dans le trajet fistuleux avec le caustique de Vienne, je pus de cette manière extraire, au bout de quelques mois, des portions osseuses nécrosées. Cette extraction fut bientôt suivie de la guérison de l'affection de l'os maxillaire inférieur.

J'entrepris ensuite la guérison de l'engorgement scrofuleux des ganglions cervicaux. Ce traitement fut assez long; car, pendant deux ans, je fus obligé de faire de nombreuses cautérisations avec le caustique de Vienne; mais, au bout de ce temps, le malade était complétement guéri.

VINGT-CINQUIÈME OBSERVATION.

CARIE PROFONDE DES DEUX OS DE LA JAMBE GAUCHE. ULCÉRATIONS SCROFULEUSES. L'AMPUTATION PROPOSÉE PAR BOYER EST REFUSÉE PAR LA MALADE. CAUTÉRISATIONS MULTIPLES. GUÉRISON OBTENUE AU BOUT DE SIX MOIS DE TRAITEMENT.

Madame L..., âgé de 75 ans, demeurant rue de l'Echaudé, portait depuis quelques années une carie profonde des deux os de la jambe gauche, avec des ulcérations scrofuleuses et des trajets fistuleux, lorsqu'elle fut consulter le célèbre Boyer, qui lui proposa l'amputation de la jambe comme unique moyen de guérison. Une telle opération parut assez grave à la malade pour qu'elle refusât de s'y soumettre.

Elle me consulta alors, c'était en 1818, et je lui proposai de la cautériser sans lui promettre toutefois de la guérir. Après m'être bien assuré de la nature scrofuleuse de l'affection, je commençai les cautérisations des trajets fistuleux avec un cylindre de potasse caustique.

Ces cautérisations produisirent de très-bons effets,

aussi je les continuai pendant quelques mois. Des fragments osseux furent enlevés, et les trajets fistuleux se cicatrisèrent promptement.

Au bout de six mois de traitement, la malade fut complétement guérie, tout en conservant sa jambe.

Cette femme vit encore : elle a 75 ans et ne s'est jamais ressentie de l'affection pour laquelle elle avait réclamé mes soins.

VINGT-SIXIÈME OBSERVATION.

Carie du calcanéum. Abcès fistuleux. Cautérisations avec la potasse caustique. Guérison au bout de huit mois de traitement.

Le jeune H..., âgé de 10 ans, demeurant Petite-Rue-Taranne, n° 3, est né de parents d'une faible constitution. Cet enfant scrofuleux avait, en 1840, une carie du calcanéum du côté gauche. Il existait des abcès fistuleux autour de l'articulation tibio-tarsienne et au niveau de l'articulation astragalo-calcanéenne, lorsqu'on me pria de lui donner des soins. Depuis quelques années, cet enfant était condamné à rester au lit, car la marche était très-douloureuse et même impossible. Il existait encore quelques tumeurs molles, fluctuantes dont je fis d'abord l'ouverture. Ces abcès furent alors transformés en ulcérations fistuleuses qui donnèrent écoulement à une sanie purulente assez abondante.

Ces trajets fistuleux ne se cicatrisant pas, j'introduisis dans leur intérieur un bâton de potasse caustique au moyen duquel je pus pénétrer jusque sur le calcanéum. Ces cautérisations successives, aidées des injections alumineuses, eurent un résultat très-avantageux; car au bout de huit mois l'enfant était complétement guéri de la carie du calcanéum.

Cette guérison s'est parfaitement maintenue; il a pu commencer à travailler aussitôt après, et dans ce moment il est serrurier, continuellement debout, sans ressentir la moindre douleur du côté du pied qui a été le siége de l'affection pour laquelle je lui ai donné des soins.

VINGT-SEPTIÈME OBSERVATION.

CARIE DU CALCANÉUM DU CÔTÉ DROIT. L'AMPUTATION DE LA JAMBE EST PROPOSÉE ET REFUSÉE. TRAITEMENT PAR LA CAUTÉRISATION ET LES INJECTIONS D'ALUN. GUÉRISON AU BOUT DE DIX-HUIT MOIS.

Mademoiselle P..., âgée de 10 ans, scrofuleuse, ayant des engorgements ganglionnaires assez nombreux, entra, en 1840, à l'Hôpital des Enfants malades, pour y être traitée d'une carie du calcanéum du pied droit. Il existait quelques trajets fistuleux qui conduisaient sur l'os et qui donnaient écoulement à une sanie purulente assez infecte et abondante.

L'état général était assez mauvais, et l'enfant maigrissait d'une manière tellement notable, que M. Guersant proposa à sa famille de lui faire l'amputation. On le refusa, et la jeune enfant revint dans sa famille.

C'est à cette époque qu'on me fit appeler et qu'on me dit ce qui s'était passé.

Dans de telles conditions, je crus nécessaire, malgré l'état dans lequel se trouvait cette malade, d'employer sur elle un traitement qui m'avait déjà réussi si souvent.

Je commençai donc des cautérisations fréquentes des trajets fistuleux avec le caustique de Vienne, et des injections dans leur intérieur avec une forte dissolution d'alun.

Une amélioration notable se fit sentir dans l'état de

la malade, aussi je mis beaucoup de persévérance dans l'emploi de ces moyens qui me réussirent complétement.

En effet, au bout de dix-huit mois de traitement, l'enfant était parfaitement guérie et avait conservé sa jambe.

VINGT-HUITIÈME OBSERVATION.

CARIE SCROFULEUSE DE L'EXTRÉMITÉ INFÉRIEURE DES DEUX OS DE L'AVANT-BRAS DROIT. CAUTÉRISATIONS AVEC LE CAUSTIQUE DE VIENNE ET L'ACIDE NITRIQUE. GUÉRISON COMPLÈTE AU BOUT D'UN AN DE TRAITEMENT.

Mademoiselle D..., âgée de 18 ans, demeurant rue des Gravilliers, 19, d'une constitution scrofuleuse, était atteinte, depuis l'âge de 8 ans, d'une carie de l'extrémité carpienne des deux os de l'avant-bras droit qui avait résisté à tous les traitements. M. Guersant père, médecin de l'Hôpital des Enfants malades, ayant été consulté, avait déclaré qu'il était urgent de faire l'amputation du membre. Les parents de la jeune malade ne voulurent pas la laisser pratiquer avant de m'avoir consulté.

Ce fut donc dans le courant de l'année 1840 que je vis la malade. L'extrémité inférieure du cubitus et du radius était hypertrophiée et le siége de plusieurs plaies fistuleuses qui permettaient au stylet d'arriver jusqu'aux os qui étaient cariés. Ces fistules donnaient écoulement à une sanie purulente infecte et assez abondante. Les mouvements du poignet étaient très-douloureux et même impossibles.

Je commençai la cautérisation de ces trajets fistuleux avec le caustique de Vienne; puis j'employai l'acide nitrique solidifié, le crayon de nitrate d'argent et les injections de potasse caustique. Les ulcérations furent pansées avec des gâteaux de charpie recouverts de pommade au précipité blanc.

Pendant ce traitement, je fus obligé d'extraire quelques portions osseuses détachées des deux os de l'avant-bras.

Au bout d'un an de soins assidus et de cautérisations très-souvent répétées, je parvins à guérir complétement cette jeune malade. Elle s'est mariée, il y a six ans, et a donné naissance à un enfant bien portant, sans que sa santé se soit un instant ressentie de son état de grossesse.

Dans ce moment encore, elle est parfaitement bien portante.

VINGT-NEUVIÈME OBSERVATION.

CARIE SCROFULEUSE DU TIBIA ET DU PÉRONÉ. ULCÈRES MULTIPLES ET TRAJETS FISTULEUX TRÈS-ÉTENDUS. CAUTÉRISATION AVEC LE CAUSTIQUE DE VIENNE. EMPLOI DE LA LIQUEUR DE GANAL EN INJECTIONS. GUÉRISON COMPLÈTE OBTENUE AU BOUT D'UN AN DE TRAITEMENT.

M. R..., demeurant rue Mabillon, n° 6, âgé de 30 ans, me fit appeler en 1840. Cet homme, d'une constitution scrofuleuse très-prononcée, avait une carie du tibia et du péroné du côté droit. De la partie moyenne de la cuisse jusqu'aux malléoles s'étendaient de nombreux trajets fistuleux, par lesquels s'écoulait un pus abondant et fétide.

Depuis quatre ans, la marche était impossible. Le malade avait gardé le repos le plus absolu au lit; aussi était-il maigre et sa constitution était-elle complétement délabrée, d'un côté par une suppuration abondante et infecte, et d'un autre par les conditions hygiéniques mêmes dans lesquelles il se trouvait.

On comprend facilement combien ce cas était désavantageux. Néanmoins, au moyen d'injections faites avec la liqueur de Ganal, je parvins d'abord à faire cesser en partie du moins la suppuration. Je fis en même temps des cautérisations avec le caustique de Vienne dans les trajets fistuleux qui conduisaient sur le tibia et le péroné.

Au bout de six mois de traitement, le malade put non-seulement sortir de son lit, mais encore marcher et se promener.

Il me fallut cependant un an pour arriver à le guérir complétement; mais déjà, depuis quelques mois, l'état général était satisfaisant: aussi les cicatrices se firent très-facilement.

Depuis cette époque, j'ai eu souvent l'occasion de voir le malade et de constater la solidité de cette guérison aussi heureuse qu'inattendue.

TRENTIÈME OBSERVATION.

CARIE SCROFULEUSE DES OS DU TARSE. — CAUTÉRISATIONS AVEC LA POTASSE CAUSTIQUE. — INJECTIONS ALUMINEUSES DANS LES TRAJETS FISULEUX. — GUÉRISON AU BOUT DE TROIS MOIS DE TRAITEMENT.

Madame M..., âgée de 26 ans, demeurant cité Véron, boulevart Pigale, me fit appeler, en 1847, pour la soigner d'une carie des os du tarse du pied droit qu'elle portait déjà depuis quelques années, sans avoir pu être soulagée par plusieurs médecins auxquels elle avait eu recours.

Depuis longtemps cette dame n'était pas sortie de la chambre, car la marche était devenue tellement douloureuse qu'il lui était impossible de se tenir seulement debout.

Lorsque je la vis, le pied droit était énormément tuméfié, douloureux et présentait quelques orifices fistuleux au moyen desquels il était facile, avec un stylet, d'arriver jusque sur les os du tarse qui étaient cariés. La constitution de cette dame était déjà considérablement affaiblie : aussi était-il indispensable d'agir promptement.

J'employai donc d'abord des injections avec une forte dissolution de sulfate acide d'alumine et de potasse, pour diminuer l'écoulement de pus qui se faisait par les trajets fistuleux ; puis j'eus l'idée de les détruire avec un bâton de potasse caustique que j'enfonçai presque sur les surfaces osseuses.

Cette cautérisation, qui fut répétée assez souvent, suffit pour réveiller la vitalité des os du tarse, de sorte que bientôt il me fut facile d'extraire quelques portions osseuses qui entretenaient encore la suppuration. Depuis lors, la cicatrisation des trajets fistuleux marcha assez promptement, et au bout de trois mois de traitement, la malade fut parfaitement guérie de cette affection qui, depuis quelques années, lui avait rendu la marche impossible.

TRENTE-ET-UNIÈME OBSERVATION.

CARIE SCROFULEUSE DU TIBIA DE LA JAMBE GAUCHE CHEZ UNE JEUNE FILLE AGÉE DE ONZE ANS ET DEMI ; CAUTÉRISATIONS DIVERSES ; PANSEMENTS AVEC LE SULFATE D'ALUMINE ET DE POTASSE (ALUN) ; GUÉRISON.

Mademoiselle L... S..., âgée de 11 ans et demi, entra à l'Hôpital des Enfants, à l'âge de 6 ans, pour y être traitée d'une inflammation avec gonflement du tibia gauche. Après être restée deux ans dans la salle des scrofuleuses, puis dans la salle Sainte-Thérèse où on proposa l'amputation, les parents s'y étant refusés, elle fut confiée à mes soins au mois de juin 1843. Elle était dans l'état suivant : pâleur, maigreur extrême, débilité, impossibilité de marcher, gonflement considérable du membre, deux ouvertures fistuleuses situées, l'une à la partie externe et au tiers inférieur du tibia, l'autre à six centimètres plus haut à la partie interne; la suppuration était liquide, très-abondante et d'une fétidité extrême. Le traitement, commencé au mois de juin 1843, fut terminé au mois de mars 1844 (neuf mois), et se composa des moyens suivants :

A l'intérieur, carbonate de fer, 5 grammes par jour; tisanes amères, traitement local, dilatation des ouvertures fistuleuses avec l'éponge préparée, cautérisation avec l'acide nitrique, injections de sulfate acide d'alumine et de potasse dissous dans l'eau, deux fois par jour; application de charpie imbibée du même liquide. Après quatre mois de ce traitement, je fais l'extraction d'une portion du tibia de six centimètres de longueur sur cinq centimètres de circonférence. Néanmoins, je continue les injections avec le sulfate d'alumine ainsi que les cautérisations soit avec l'acide nitrique, soit avec le caustique de Vienne, enfin avec le nitrate d'argent pour terminer la cicatrisation des plaies.

Dans le mois de décembre 1845, je revois la jeune L...; elle jouit d'une santé parfaite, son teint est très-colorée, elle a de l'embonpoint et a beaucoup grandi. Elle marche facilement et sans la moindre claudication; les cicatrices que l'on remarque à la jambe gauche sont presque imperceptibles, comme toutes celles obtenues par les pansements avec la dissolution d'alun.

DIVERSES AFFECTIONS CHIRURGICALES.

TRENTE-DEUXIÈME OBSERVATION.

GANGRÈNE SÉNILE TRAITÉE AVEC SUCCÈS PAR L'ACIDE NITRIQUE SOLIDIFIÉ.

Madame R...., âgée de 84 ans, demeurant rue du Cherche-Midi, n° 111, me fit appeler pour des douleurs vagues qu'elle ressentait dans le pied droit. Lorsque je la vis, il existait sous l'ongle du gros orteil une inflammation assez vive qui s'étendait à toute la phalange. Au bout de quelque temps, le gros orteil devint noir, et présentait à sa partie dorsale une eschare sèche et fétide. La malade ressentait alors des douleurs lancinantes et intolérables qui l'empêchaient de prendre le moindre repos. L'opium à hautes doses n'était pas assez puissant pour les faire disparaître.

Je vis de suite que cette dame était atteinte d'une gangrène sénile du gros orteil qui faisait tous les jours de sensibles progrès.

Un médecin, appelé en consultation, fut de mon avis, et pensa que vu l'âge de la malade et son état de faiblesse, on ne pouvait pratiquer l'amputation du gros orteil; que, du reste, il fallait attendre que la gangrène fût limitée.

Alors je lui proposai la cautérisation avec l'acide nitrique qui m'avait réussi dans d'autres affections, persuadé que si elle ne pouvait pas arrêter la gangrène, elle serait d'une innocuité complète pour la malade, déjà affaiblie par l'âge et les douleurs qu'elle ressentait.

Le 12 janvier 1849, j'enveloppai le gros orteil avec mon caustique, que je laissai six heures en place. Deux phénomènes se manifestèrent bientôt : la disparition de la douleur et la limitation de la gangrène.

Cette seule application suffit pour attaquer le mal avec succès, car bientôt la deuxième phalange tomba en renouvelant le pansement. Avec une petite scie, je fus obligé de réséquer une partie de la première phalange. Dès ce moment, je considérai la malade comme guérie. En effet, malgré l'exfoliation des tendons extenseur et fléchisseur propres du gros orteil, il ne s'est manifesté aucun accident sérieux; et au bout de quelques mois de traitement, la malade était parfaitement bien.

Je dois dire que les pansements consistèrent en applications très-souvent répétées de charpie imbibée d'une dissolution de sulfate acide d'alumine et de potasse.

Quand on considère l'âge de la malade, son état de faiblesse et la gravité de l'affection qu'elle portait, on ne peut se refuser un seul instant à reconnaître non-seulement l'efficacité de la cautérisation, mais encore sa supériorité dans ce cas sur l'emploi de l'instrument tranchant; car, dans de telles conditions, ce n'aurait pas été sans hésiter que le chirurgien se serait décidé à pratiquer l'amputation; j'ajouterai même qu'il est permis de douter que les suites de l'opération eussent été aussi simples qu'elles l'ont été avec la cautérisation et l'emploi de la dissolution de sulfate acide d'alumine et de potasse.

TRENTE-DEUXIÈME OBSERVATION.

Tumeur enkystée de la paupière supérieure. — Guérison obtenue au bout de quelques cautérisations.

Madame R.., âgée de 20 ans, demeurant rue Castellane, n° 6, portait depuis quelque temps une tumeur enkystée de la paupière supérieure du côté droit. M. R... devait l'opérer avec le bistouri, lorsqu'elle apprit les heureux résultats que j'obtenais avec les caustiques.

Elle se confia donc à moi. Je commençai par attaquer le centre de la tumeur avec le caustique de Vienne. Cela fait, tous les jours je cautérisai avec le même caustique.

Quelques cautérisations suffirent pour guérir la malade; car au bout de dix jours la tumeur avait complétement disparu. Quelques compresses imbibées d'une dissolution de sulfate acide d'alumine et de potasse furent maintenues sur l'eschare pendant la durée du traitement. Aussi aucun accident ne s'est-il manifesté.

TRENTE-TROISIÈME OBSERVATION.

Panaris du médius droit. Phlegmon diffus de l'avant-bras. Trajets fistuleux multiples. L'amputation de l'avant-bras est proposée a l'hôpital de la Charité. Refus de la malade. Cautérisations. Guérison effectuée au bout d'un mois de traitement.

Madame R..., âgée de 25 ans, demeurant rue Sainte-Croix-d'Antin, eut dans le courant de l'année 1848 un panaris profond du médius droit, accompagné d'une inflammation violente de la main et de l'avant-bras.

Elle entra à l'hôpital de la Charité, où on lui fit plusieurs incisions. Elle y resta trois mois et n'en sortit que parce qu'on lui avait proposé l'amputation de l'avant-bras comme dernière ressource. Cette dame ne voulut pas se soumettre à cette opération, et revint chez elle.

Elle me fit alors appeler, et voici l'état dans lequel je la trouvai : Le médius était énormément gonflé, car il n'avait pas moins de 6 centimètres de circonférence. Le tendon fléchisseur était à nu et s'exfoliait. Il y avait plusieurs trajets fistuleux au niveau de ce doigt et de la paume de la main qui est tuméfiée et immobile. Déjà plusieurs petites esquilles étaient sorties par les ouvertures pratiquées à la Charité, et les phalanges et le métacarpien correspondants étaient à nu.

La suppuration était excessivement abondante, et les douleurs intolérables. La malade était plongée dans le plus grand des marasmes, ne mangeant rien et fatiguée par un dévoiement assez fort.

Je fis alors quelques cautérisations avec une traînée de caustique de Vienne et des pansements avec une dissolution assez forte de sulfate acide d'alumine et de potasse. Elles eurent pour résultat de diminuer l'engorgement des tissus ainsi que la suppuration, et de faire cesser presque complétement les douleurs; puis, avec un petit cylindre de potasse caustique, je parvins à détruire le trajet fistuleux, de sorte qu'au bout de quinze jours il y avait un changement notable dans l'état de la malade. Une fois que je crus convenable de cesser les cautérisations, je ne continuai plus que les pansements avec une dissolution d'alun. Ils suffirent pour terminer la guérison de la malade, qui s'effectua au bout de deux mois et demi de traitement.

TRENTE-QUATRIÈME OBSERVATION.

Cicatrice vicieuse survenue a la suite d'une plaie par arrachement de la main et en rendant l'usage impossible. Sa destruction par le caustique.

Le jeune L..., imprimeur, âgée de 17 ans, demeurant rue des Marais-Saint-Germain, n° 3, eut la main prise dans une machine; il en résulta une plaie par arrachement de la partie palmaire de cet organe. Il entra à l'hôpital de la Charité. Au bout de quelques jours de traitement, l'appareil dextriné ayant été enlevé, il existait à la paume de la main une cicatrice vicieuse très-prononcée qui avait fléchi et rapproché tous les doigts; cette cicatrice, qui était étendue de la région thénar à la région hypothénar, avait non-seulement diminué le diamètre transversal de la main, mais encore porté le pouce dans une abduction forcée.

Avec un tel organe ce malade se trouvait dans l'impossibilité absolue de travailler, et cependant il n'avait aucun moyen d'existence.

Il vint donc me trouver, et j'eus l'idée d'attaquer par la cautérisation cette cicatrice qui déjà était fort dure.

Une traînée de caustique de Vienne fut appliquée sur la partie de cette cicatrice qui correspondait à la région hypothénar. Au bout de quelques jours je parvins à la détruire. Alors je fis faire une petite planchette sur laquelle je pus parfaitement étaler la main du malade. Des pansements continuels avec l'alun en dissolution furent faits, et bientôt la moitié de la cicatrice était détruite et remplacée par une nouvelle cicatrice souple et ne tirant nullement les doigts.

Il me restait encore à détruire l'autre partie de la cicatrice, c'est-à-dire celle qui correspondait à la région thénar : c'était plus délicat, car je trouvais le tendon du fléchisseur propre du pouce. Néanmoins, persuadé qu'avec quelques précautions je parviendrai à l'éviter, je commençai les cautérisations de ce côté. La bride fut bientôt détruite et remplacée par une bonne cicatrice, qui tirait cependant encore un peu le pouce vers l'adduction ; je dois dire toutefois que dès ce moment le mouvement de ce doigt et de tous les autres furent faciles ; aussi le malade put-il reprendre ses travaux. Je voulais terminer la guérison de ce malade, mais il s'y est refusé, tellement il est heureux de pouvoir se servir de sa main pour travailler.

Je possède dans mon cabinet le moule de la main de ce malade au moment même où il vint me consulter.

TRENTE-CINQUIÈME OBSERVATION.

Fissures a l'anus. Cautérisation avec le caustique de Vienne. Guérison.

Madame R..., âgée de 20 ans, demeurant rue de l'Égout, n° 10, avait depuis sa couche une fissure à l'anus qui lui procurait des douleurs horribles quand elle allait à la selle, et souvent quelques heures après. Refusant de se soumettre à une opération par l'instrument tranchant, elle vint me consulter et me demander s'il n'y avait pas un autre moyen de la guérir. Je lui proposai alors la cautérisation qu'elle accepta bien volontiers.

Je fis alors quelques cautérisations avec le caustique de Vienne sur la fissure, qui, du reste, était assez longue et assez profonde. Au bout de deux mois de traitement, elle fut complétement guérie.

TRENTE-SIXIÈME OBSERVATION.

Fistules a l'anus. Cautérisation avec le caustique Filhos. Guérison au bout de trois mois de traitement.

M. B..., âgé de 55 ans, demeurant petite rue Taranne, n° 55, était depuis longtemps atteint d'une fistule à l'anus qu'il ne voulait pas faire opérer par l'instrument tranchant. Sachant que je m'occupais spécialement de cautérisations, il vint réclamer mes soins.

Je le soumis alors à de fréquentes cautérisations avec le caustique Filhos, au moyen desquelles je parvins à détruire le trajet fistuleux. Il me fallut seulement quelques séances; mais la guérison complète ne s'est effectuée qu'au bout de trois mois de traitement.

Ce laps de temps, quoiqu'un peu large, ne doit pas étonner; et ne peut en aucune manière faire reculer les malades devant ce genre d'opération ; car on sait combien sont peu innocentes celles que l'on pratique aux environs de l'anus avec l'instrument tranchant.

TRENTE-SEPTIÈME OBSERVATION.

PANARIS DE L'ANNULAIRE DROIT. PHLEGMON DIFFUS DE LA MAIN ET DE L'AVANT-BRAS. CAUTÉRISATIONS AVEC LE CAUSTIQUE DE VIENNE. GUÉRISON AU BOUT DE DEUX MOIS DE TRAITEMENT.

Mademoiselle P..., femme de chambre, demeurant rue de la Madeleine, n° 13, s'étant piquée avec une aiguille, eut un panaris de l'annulaire droit. Ce panaris, qui était profond, occasionnait à la malade des douleurs atroces qui l'empêchaient de prendre le moindre repos. Elle me fit appeler, lorsque déjà la main et l'avant-bras étaient fortement pris et le siége d'un phlegmon assez étendu. Comme il existait déjà dans certains points quelques collections purulentes, je crus nécessaire d'appliquer le caustique de Vienne. Cette cautérisation, quoique superficielle, eut l'immense avantage de calmer les douleurs que la malade ressentait depuis quelques jours. J'eus soin de faire tenir continuellement sur toute la main des compresses imbibées d'une dissolution de sulfate acide d'alumine et de potasse. Ces applications calmèrent facilement l'inflammation qui y existait, de sorte que je parvins à limiter le mal à l'annulaire.

Quelques foyers purulents qui se formèrent furent ouverts avec le caustique de Vienne. Le tendon du fléchisseur fut mis à nu, et s'exfolia.

Dès ce moment je cessai les cautérisations pour n'employer que l'alun en dissolution. Avec ce seul topique tous les symptômes inflammatoires cessèrent facilement, et la malade fut guérie au bout de deux mois de traitement, en gardant un peu de raideur dans les mouvements du doigt.

TRENTE-HUITIÈME OBSERVATION.

INCONTINENCE D'URINE DATANT DE DIX ANS. CAUTÉRISATION AVEC LE NITRATE D'ARGENT. GUÉRISON.

Madame de S..., habitant Clermont-Ferrand, était atteinte depuis dix ans d'une incontinence d'urine qui l'incommodait beaucoup. Elle vint à Paris, et se confia à mes soins. Je fis d'abord quelques injections avec l'alun, mais elles n'amenèrent aucun résultat avantageux. J'eus alors l'idée de cautériser l'intérieur du canal de l'urèthre avec un cylindre de nitrate d'argent.

Ces cautérisations réussirent parfaitement; car, au bout de quelques mois de traitement, la malade fut complétement guérie. Il y a quinze ans que cette guérison a été obtenue.

TRENTE-NEUVIÈME OBSERVATION.

FRACTURE COMMINUTIVE DU TIBIA DE LA JAMBE GAUCHE CHEZ UN HOMME AGÉ DE 45 ANS; ATTRITION DES MUSCLES DE L'AVANT-BRAS. ACCIDENTS GRAVES; ON PROPOSE L'AMPUTATION DE LA JAMBE; REFUS DU MALADE; ENLÈVEMENT DES ESQUILLES DU TIBIA APRÈS AVOIR PRATIQUÉ DES CAUTÉRISATIONS RÉPÉTÉES POUR DÉTRUIRE LES PARTIES MOLLES AU MILIEU DESQUELLES ELLES ÉTAIENT IMPLANTÉES. GUÉRISON.

Avant de rapporter ce fait, le plus intéressant de tous ceux que j'ai pu recueillir, je ferai remarquer combien il serait à désirer qu'on se préoccupât moins souvent, dans certaines affections chirurgicales, de la question si grave de l'amputation ou de l'extirpation, et qu'avant de songer à ces moyens qui font toujours subir une mutilation d'où résulte inévitablement, ou une difformité ou une infirmité, on cherchât s'il ne serait pas possible de guérir par des moyens qui n'aboutissent pas à un résultat en définitive aussi fâcheux.

Cette réflexion que j'ai faite bien souvent et dont j'ai plusieurs fois été à même de reconnaître la justesse, a dirigé ma conduite dans le cas si grave que je vais rapporter.

M. A..., âgé de 45 ans, conducteur de l'une des diligences des Messageries nationales, voulant monter sur son siége au moment où la voiture, quittant un relai, était entraînée rapidement par les chevaux lancés au galop, manqua l'une des marches dont il avait l'habitude de se servir et tomba au devant de la voiture; les deux roues, du même côté, lui passèrent sur la jambe et sur l'avant-bras gauche. C'était le 23 juin 1845 que cet accident survint, et la voiture qui venait d'être examinée à la bascule, pesait 9300 kilogr.

Relevé aussitôt, on s'empressa d'appeler le chirurgien du pays qui reconnut une fracture de la jambe, dont les fragments faisaient saillie hors des chairs, et une contusion très-grande des parties molles environnantes, ainsi que de celles de l'avant-bras. Toutes ces lésions devant entraîner un traitement très-long, on transporta le malade à Paris, au bout de quelques jours, et on le confia aux soins d'un chirurgien qui crut pouvoir entourer la jambe d'un appareil inamovible dextriné; mais des douleurs étant survenues à un degré intolérable, on fut obligé de l'enlever, et alors on reconnut que la gangrène avait envahi les parties molles voisines de la fracture, et dont les fragments avaient été mis en contact. A cette gangrène succéda une vaste perte de substance qui laissa à découvert une partie du tibia; les fragments de cet os étaient baignés de pus, sans vouloir cependant se détacher; pour hâter ce résultat, on plaça un séton entre les fragments. Mais malgré ce moyen, malgré des pansements répétés, l'abondance de la suppuration devenue excessive, le défaut de consolidation de la fracture, le peu de chances d'arriver à ce résultat, et de plus l'état général du malade qui commençait à donner des inquiétudes sérieuses, déterminèrent à proposer l'amputation du membre comme le seul moyen de salut.

Mais le malade s'y étant refusé, et ayant entendu parler des succès que j'avais obtenus dans d'autres affections, il est vrai, bien différentes de la sienne, me pria instamment de lui donner des soins, préférant, disait-il, la mort à la perte de sa jambe. A cette époque, il y avait cinq mois que l'accident était arrivé; M. A.... était dans un état d'émaciation effrayant; la suppuration était d'une abondance extrême; la plaie de couleur noirâtre exhalait une mauvaise odeur, et le siége de lafracture était recouvert par des fongosités saignantes qui pénétraient dans les intervalles des fragments. Quant à la plaie du bras résultant de la même cause, elle avait fourni aussi une abondante suppuration; mais les os n'ayant pas été atteints, elle n'avait jamais offert une gravité comparable à celle de la jambe.

Mon premier soin fut de changer complétement le mode de pansement de ces plaies, et de recourir à l'alun qui, dans des cas semblables, mais moins graves, m'avait donné des résultats surprenants; lorsqu'au bout de quelques jours, j'eus donné, par ce moyen, un meilleur aspect à la plaie, devenue vermeille, et fournissant une suppuration moins abondante, je pensai à enlever les portions fracturées du tibia qui s'étaient nécrosées. Pour arriver à ce résultat, je cautérisai à plusieurs reprises les bourgeons charnus qui les enveloppaient, et j'en enlevai plusieurs ayant un certain volume; mais je fus arrêté longtemps par un énorme fragment qui formait plus de la moitié du cylindre du tibia.

Non-seulement je cautérisai profondément les parties voisines toujours avec le caustique de Vienne, mais encore je fus obligé de faire avec une scie la section de ce fragment. Cette opération assez difficile, et que je faisais au voisinage d'une artère dont je voyais manifestement les pulsations, fut assez douloureuse ; mais enfin je parvins, non sans peine à enlever les deux moitiés du fragment si volumineux du tibia. A la suite de cette opération, il n'est survenu aucun accident, le travail inflammatoire ayant été modéré par les pansements avec une forte dissolution d'alun, et de jour en jour je vis, pour ainsi dire, la plaie diminuer de profondeur et d'étendue ; du reste, je dois noter aussi qu'à partir du moment où je commençai le traitement de ce malade, son état général s'améliora d'une manière remarquable ; enfin, après six mois de traitement, la cicatrisation de la plaie énorme de la jambe était complète.

Le 17 septembre 1846, on voit à la partie antérieure de la jambe une large cicatrice ; mais elle est lisse et présente une très-grande solidité ; le malade marcha d'abord avec le secours d'une béquille dont il put bientôt se passer.

L'avant-bras, dont les muscles de la région antérieure avaient été broyés, offre une cicatrice enfoncée et solide ; mais les mouvements de flexion des doigts sont assez difficiles.

CHAPITRE IV.

Avant de procéder à la destruction d'une tumeur soit cancéreuse, soit scrofuleuse, ou bien d'une cicatrice vicieuse qui gêne certains mouvements indispensables, tels que ceux des doigts, par exemple, et que l'on veut remplacer par une nouvelle cicatrice qui n'entraînera pas avec elle ce grave inconvénient, en un mot avant d'employer les caustiques dans un but chirurgical, il est un point important qui doit toujours fixer l'attention du chirurgien, c'est de savoir quelle est la nature du tissu qu'il veut détruire. Quelques explications à ce sujet me paraissent nécessaires. Rien de plus difficile en chirurgie, tout le monde le sait, que le diagnostic des tumeurs; aussi combien de fois ne voit-on pas des hommes très-expérimentés ou bien se tromper, ou bien enlever des tumeurs dont la nature intime leur était inconnue avant l'opération. Pour ne citer qu'un seul fait, je prendrai pour exemple les tumeurs du sein. Certainement, quand une tumeur cancéreuse est assez développée pour occuper une certaine étendue de cet organe, il n'est pas un chirurgien qui se trompera sur sa nature. Mais dans combien de cas n'arrivera-t-il pas que son diagnostic sera réservé ou incertain? Aussi, loin de moi l'idée de prétendre que le chirurgien qui veut détruire une tumeur quelconque par le caustique, doive d'abord avoir la connaissance exacte de sa nature, ce n'est pas dans ce cas que j'emploie l'expression de *nature du tissu*. Je veux dire qu'avant de procéder à l'application des caustiques, il est indispensable qu'il sache si cette tumeur est formée d'un tissu dur, fibreux, résistant, ou bien, au contraire, mou, celluleux et cédant à la pression. Cette distinction que je crois important d'établir entre les divers tissus que le chirurgien peut détruire par les caustiques, permet d'apprécier de suite leur degré de vascularisation ; or, ce fait seul doit le décider dans le choix de l'agent chimique qu'il emploiera. En effet, plus un tissu est dur, racorni et résistant, moins il offre de vaisseaux, ou du moins plus ses vaisseaux sont petits et disposés à l'absorption ou à l'exhalation. Mais si, au contraire, il est mou, fongueux, il est riche alors en conduits vasculaires ; souvent leur nombre est augmenté, ou du moins leur calibre assez grand pour donner passage à une quantité de sang assez considérable, et pour rendre l'absorption plus facile. C'est par ce fait d'anatomie pathologique que l'on s'explique si facilement la production des hémorrhagies dans ces derniers tissus, tandis que ce fâcheux accident est l'exception dans les tissus d'une composition différente.

Des considérations précédentes, il me sera facile de tirer des conséquences importantes pour le sujet qui m'occupe. Une tumeur dure, résistante, peu disposée à fournir du sang, devra être attaquée par un caustique de consistance assez épaisse, le caustique de Vienne, par exemple ; tandis qu'une tumeur molle, fongueuse, riche en canaux vasculaires, et par conséquent pouvant fournir abondamment du sang, réclame l'emploi d'un caustique mou qui pourra se mouler sur la tumeur et s'opposer aux hémorrhagies qui tendraient à se faire. C'est dans ce cas que je me suis servi avec succès de gâteaux de charpie imbibée d'acide nitrique très-concentré. J'ai déjà eu l'occasion, dans un des chapitres précédents, de parler de ce caustique.

Cette crainte de l'hémorrhagie n'est pas la seule considération qui puisse guider le chirurgien dans le choix du caustique qu'il doit employer. Il en est une autre peut-être aussi importante, et dont je vais m'occuper maintenant. Une tumeur dure, fibreuse est généralement bien circonscrite dans l'organe où elle est située ; il est facile de se convaincre de ce fait par l'examen des tumeurs du sein. Par le toucher, on peut assez facilement délimiter la tumeur et apprécier l'étendue qu'elle occupe. C'est d'après cet examen, du reste, que le chirurgien se guide pour fixer les limites des incisions qu'il doit faire sur l'organe malade, et si par hasard elles n'ont pas été portées assez loin, il peut facilement s'en apercevoir pendant l'opération, en appréciant avec les doigts le degré de dureté des parties qu'il a enlevées et de celles auxquelles il n'a pas touché. C'est d'après cette sensation qu'il peut, à son gré, continuer les incisions qu'il a déjà commencées ou leur donner plus d'étendue. Enfin la tumeur une fois enlevée, la dissection permet de la séparer des parties environnantes. C'est un fait qu'il est généralement facile de constater.

Mais qu'il ait à opérer une tumeur molle, fongueuse, un cancer encéphaloïde, par exemple, il se présentera des difficultés pour savoir jusqu'où la maladie se prolonge; car c'est une particularité importante de ce genre d'affection de ne pas être délimitée et parfaitement circonscrite dans les organes qu'elle envahit. Combien de fois, en effet, n'arrive-t-il pas que l'on enlève des cancers encéphaloïdes, et que l'on s'aperçoit après l'opération que tout le mal n'a pas été extirpé, et que l'on en a laissé quelques racines qui seront le point de départ d'un nouveau cancer. C'est de cette manière que l'on s'explique les récidives fréquentes de cette affection, lorsqu'on a essayé de la détruire par le moyen de l'instrument tranchant.

D'après cette distinction que je viens d'établir entre les humeurs sous le point de vue de leur délimitation et de leur tendance à envoyer de profondes racines dans nos organes, il est facile de conclure que les mêmes caustiques ne peuvent pas être employés également dans les deux cas. Aussi je vais faire connaître les résultats auxquels je suis arrivé, à la suite des nombreuses cautérisations que j'ai pratiquées. Une tumeur fibreuse, un squirrhe par exemple, pourra être attaquée avantageusement par des caustiques de consistance plus ou moins forte, tels que le caustique de Vienne et la pâte au chlorure de zinc. La dureté de ces agents chimiques leur permettant de concentrer leur action sur un point limité, on sera positivement certain d'avoir détruit toute la tumeur, si du moins préalablement on a eu soin d'en fixer toute l'étendue. Tandis qu'une tumeur molle, fongueuse, un cancer encéphaloïde par exemple, dont l'étendue ne peut pas nous être révélée par le toucher, devra être attaquée par un caustique mou, peu épais, de faible consistance, dont l'action ne s'exercera pas seulement sur le point sur lequel il aura été appliqué, mais encore au delà de ses limites. L'acide nitrique me paraît également pour ce motif présenter des avantages incontestables, aussi c'est celui dont je me sers communément dans les cas de ce genre. L'État gélatiniforme que présente ce caustique, associé à des plumasseaux de charpie, remplit toutes les conditions nécessaires, de sorte que l'on peut le laisser vingt-quatre heures en place, sans crainte de le voir tomber en deliquium et cautériser des parties saines, accidents qu'il est urgent d'éviter.

Il est un caustique dont jusqu'à présent je n'ai pas parlé dans ce chapitre, probablement parce que je ne l'emploie pas, c'est la pâte arsenicale, quelle que soit du reste la quantité d'arsenic qui entre dans la composition de ce caustique, dont Rousselot, le frère Côme, les professeurs A. Dubois et Dupuytren, ont donné, comme on le sait, des formules différentes. Les observations d'empoisonnement que l'on a eu l'occasion de recueillir malheureusement trop souvent, et les altérations pathologiques qui, dans certains cas, n'ont pu s'expliquer que par l'absorption de l'arsenic, sont, je l'avoue, les motifs qui m'ont fait abandonner un agent dangereux et qui peut avantageusement être remplacé par d'autres qui n'entraînent pas avec eux de graves inconvénients. Mais je suppose pour un instant que ce caustique offre des avantages que l'on ne retrouve dans aucun autre, et que l'on soit obligé de l'employer pour détruire une tumeur assez étendue, on voit de suite combien il est indispensable que le chirurgien connaisse la nature du bien qu'il veut détruire, et combien la distinction que j'ai établie entre les divers tissus morbides est importante. En effet, d'après l'examen de l'affection, il reconnaîtra de suite la facilité d'absorption qui existera dans le cas qui sera soumis à son observation, et cette considération seule lui indiquera quel danger le malade encourra sous le point de vue de l'empoisonnement. Il pourra dans un cas employer sans crainte la pâte arsenicale si la tumeur est dure et fibreuse; mais si au contraire c'est une tumeur fongueuse, riche en vaisseaux, qu'il ait à détruire, il devra bien se garder d'employer ce caustique qui exposerait le malade à succomber par suite de l'intoxication.

Cette considération thérapeutique, dont la connaissance est si importante, découle tout naturellement des quelques notions d'anatomie pathologique dans lesquelles je suis entré à propos de la nature des productions morbides qui peuvent être enlevées par l'application des caustiques.

Pour résumer mon opinion sur la distinction qu'il faut établir entre les divers caustiques d'après les cas dans lesquels ils peuvent être employés, je dirai :

1° Qu'en présence d'une production morbide dure, fibreuse, très-limitée, peu vasculaire, et par conséquent peu disposée aux hémorrhagies ou à l'absorption de principes dont la présence dans l'économie entraînerait la mort de l'individu, le chirurgien pourra se servir de caustiques de consistance assez ferme, où dans la composition desquels entrent quelques agents chimiques, dangereux sous quelques rapports dans le caustique de Vienne, le chlorure de zinc et la potasse caustique;

2° Que si, au contraire, le tissu morbide que l'on veut détruire est mou, difficile à limiter, celluleux, vasculaire, et par conséquent disposé aux hémorrhagie et à l'absorption, il faudra employer un caustique qui pouvant se mouler exactement sur les parties malades, exercera son action assez profondément et même sur les tissus sains au milieu desquels il s'infiltrera; on doit toujours éviter l'emploi de caustiques rendus dangereux par la présence d'agents toxiques. L'acide nitrique, tel que je l'emploie, me paraît remplir exactement toutes ces conditions, c'est à lui par conséquent que je donne la préférence.

Tels sont les motifs qui me dirigent depuis longtemps dans le choix des caustiques que j'emploie. Les résultats avantageux que je retire continuellement d'une telle pratique, ne font que confirmer davantage la distinction que j'ai cru nécessaire d'établir dans ce chapitre, et qui contribuera à dissiper les incertitudes vraiment légitimes du chirurgien qui voudra expérimenter une méthode de traitement à laquelle jusqu'alors il était peu habitué. Je dirai même que pour juger par soi-même des heureux résultats auxquels on arrive par l'emploi des caustiques, il est urgent de ne pas agir en aveugle, mais bien de se diriger d'après certaines règles. C'est pour cela que j'ai cru nécessaire de traiter ce chapitre avec quelques détails, car il renferme des considérations d'une importance réelle et qui sont le fruit de vingt ans d'expérience.

CHAPITRE V.

DE L'APPLICATION DES CAUSTIQUES.

Cette opération, quoique bien simple, réclame encore une certaine habitude de la part des chirurgiens. Rien de plus facile en effet que d'appliquer un morceau de potasse caustique, ou une certaine quantité du caustique de Vienne sur une partie quelconque de notre corps; mais quand il s'agit de détruire une tumeur cancéreuse d'un certain volume et d'appliquer par conséquent les caustiques pendant un laps de temps plus ou moins long, on comprend de suite la nécessité dans laquelle se trouve le chirurgien de savoir comment il doit s'y prendre, en un mot de connaître les différents temps de cette opération. J'ajouterai aussi qu'une des qualités les plus importantes pour le chirurgien est la persévérance, car ce n'est, dans certains cas, qu'au bout de quelques mois qu'il parviendra à détruire les tissus morbides au moyen des caustiques. Si ce moyen thérapeutique est parfois un peu long, il a l'avantage du moins d'être sûr dans ses résultats et d'une innocuité complète.

Je suppose d'abord que j'ai une tumeur cancéreuse du sein grosse comme un petit œuf; après l'avoir examinée attentivement, et avoir reconnu qu'elle peut être attaquée indifféremment par le caustique de Vienne ou la potasse caustique, voici comment je procède à l'opération.

Après avoir délayé une certaine quantité de caustique de Vienne dans de l'alcool, de l'eau de Cologne ou même tout simplement dans un peu d'eau, de manière à en faire une pâte de consistance convenable, je l'applique sur le sommet de la tumeur de manière à attaquer tout d'abord sa partie la plus saillante, et je la laisse en place pendant vingt minutes à peu près ; je suis presque certain qu'au bout de ce laps de temps le tissu cutané a été détruit dans toute son épaisseur ; cependant quelquefois on est obligé de laisser le caustique appliqué plus longtemps. Je suppose par exemple que la tumeur que je veux détruire soit un squirrhe uni intimement à la peau qui a déjà participé à la dégénérescence, et que par conséquent cette tumeur présente à son sommet des mamelons durs, on comprend que dans ce cas le caustique doit rester plus longtemps appliqué si l'on veut parvenir à détruire la peau dans toute son épaisseur par la première application du caustique.

Après avoir laissé la pâte de Vienne le temps que je crois nécessaire, je l'enlève avec une spatule ; j'obtiens de cette manière une eschare molle de deux lignes d'épaisseur. Pendant la journée, la malade applique sur cette eschare des compresses souvent imbibées d'une dissolution de sulfate d'alumine et de potasse.

Le lendemain je fais une nouvelle application du caustique de Vienne sur l'eschare obtenue la veille. Je le laisse en place seulement dix minutes. Les tissus sous-cutanés sont alors atteints et peut-être plus facilement que l'on pourrait le croire. Que l'on réfléchisse un instant à la mollesse de la première eschare dont la consistance même diminue par suite du topique que je fais tenir continuellement sur elle, et on comprendra comment un caustique appliqué même sur cette eschare peut agir profondément et attaquer les tissus sous-jacents.

Je renouvelle ces cautérisations pendant trois ou quatre jours. L'avantage immense que je retire de la cautérisation appliquée de cette manière, c'est de rendre la durée du traitement moins longue et de pouvoir opérer sans faire souffrir le malade. En effet, si j'étais obligé d'attendre la chute de l'eschare, comme on le fait généralement, pour recommencer une nouvelle application du caustique, on voit de suite combien devrait être long le traitement d'une tumeur cancéreuse un peu volumineuse; tandis qu'en opérant comme je le fais, je peux au bout de trois ou quatre jours quelquefois détruire complétement des tumeurs très-grosses. En second lieu j'annihile pour ainsi dire la douleur en appliquant le caustique sur une eschare, tissu privé de vie et qui a pour moi l'immense avantage de le laisser agir sur les tissus sous-jacents; tandis que s'il fallait attendre la chute de l'eschare pour recommencer les cautérisations, ce serait toujours de nouvelles douleurs que l'on occasionnerait aux malades.

Je reviens maintenant au mode d'opérer. Pendant trois ou quatre jours je renouvelle l'application du caustique de Vienne; au bout de ce temps généralement les tissus primitivement atteints sont tombés par lambeaux, et ont laissé à leur place une excavation qui pénètre ordinairement assez profondément pour que la tumeur ait été détruite seulement selon son axe antéro-postérieur; c'est, comme on le voit, une sorte de perforation. Si je juge que la base de la tumeur n'a pas été atteinte par le caustique, je fais de nouvelles applications jusqu'à ce que je sois arrivé au tissu sain; c'est alors que j'arrête les cautérisations avec le caustique de Vienne. L'excavation que j'obtiens par ce procédé est séparée des tissus morbides par une eschare peu épaisse.

Dès ce moment je me sers d'un cylindre de potasse

caustique pour opérer la cautérisation du reste de la tumeur. Tous les jours je l'applique pendant quelques minutes snr les parois de l'excavation. Il me serait impossible, comme on le comprend bien, de me servir de la pâte de Vienne; elle s'applique bien sur un plan horizontal, mais non sur un plan oblique comme le sont les parois de l'excavation. Tandis qu'en tenant un cylindre de potasse caustique appliqué sur elles pendant quelques minutes, j'obtiens une eschare assez profonde, je renouvelle également ces cautérisations tous les jours par-dessus l'eschare faite la veille. L'excavation qui d'abord était assez étroite, prend peu à peu des dimensions plus grandes par suite de la chute des eschares qui s'enlèvent par lambeaux, de sorte qu'au bout d'un nombre de cautérisations, variable selon l'étendue de la tumeur, je parviens à la détruire complétement. L'application de la potasse caustique doit être prolongée même un peu au delà des limites de la tumeur, afin d'être bien sûr que l'on a détruit tout le tissu cancéreux.

Une fois que j'ai jugé que la cautérisation a été suffisamment employée, et que la tumeur a été attaquée dans toute son étendue, c'est alors que je m'arrête. Il ne reste plus qu'une excavation plus ou moins grande selon l'étendue qu'occupait la tumeur cancéreuse. Je remplis cette excavation de charpie imbibée d'une dissolution de sulfate acide d'alumine et de potasse, et je recommande à la malade de l'imbiber plusieurs fois par jour. Avec ce seul pansement, les bourgeons charnus apparaissent; la suppuration est si peu abondante que l'on pourrait dire presque qu'il n'en existe pas, et au bout d'un laps de temps assez rapproché, j'obtiens la cicatrisation de cette excavation, sans qu'aucun accident ne vienne entraver le traitement.

La cicatrice qui remplace la peau, qui a été détruite par le caustique, est blanche, lisse, régulière, et glisse facilement sur les tissus sous-jacents. Il arrive souvent qu'elle est beaucoup moins étendue qu'on ne l'aurait cru tout d'abord avant que la nature ait travaillé à la réparation des tissus détruits par les caustiques; c'est pour cela qu'en voyant seulement la cicatrice on ne peut pas apprécier l'étendue des tissus mortifiés.

Telle est la manière d'opérer avec les caustiques la destruction d'une tumeur squirrheuse, quelle que soit la partie du corps qu'elle occupe. Pour rendre plus claire et plus nette la description que je viens de faire du mode opératoire, j'ai supposé l'existence d'une tumeur cancéreuse du sein. Mais qu'elle soit située ailleurs, la manière d'opérer ne devra pas changer. Il n'y aura que certains détails tels que la durée de l'application des caustiques, par exemple, qui devront varier avec certaines particularités qu'offrira la tumeur que l'on voudra détruire.

Depuis fort longtemps, c'est de cette manière que je détruis les tumeurs squirrheuses, et je n'ai eu qu'à me louer des résultats auxquels je suis arrivé.

Je suppose maintenant une tumeur encéphaloïde du sein surmontée de champignons qui sont le siége de fréquentes hémorrhagies et qui saignent avecla plus grande facilité. De quelle manière le chirurgien devra-t-il s'y prendre pour opérer la destruction de cette tumeur

Déjà dans un des chapitres précédents j'ai divisé les caustiques d'après la nature même des tissus que le chirurgien doit détruire; et d'après les règles que j'ai posées, on voit qu'une pareille tumeur devra être attaquée par un caustique qui, en même temps qu'il pourra exactement se mouler sur elle, s'infiltrera au milieu de son tissu : j'ai dit également que l'acide nitrique, tel que je l'emploie, c'est-à-dire associé à de la charpie me paraissait remplir ces conditions. Cela posé, c'est donc à l'acide nitrique solidifié qu'il faudra s'arrêter.

J'ai déjà indiqué dans le second chapitre de cet ouvrage la manière de le préparer et de l'appliquer. Je n'y reviendrai pas, seulement je ferai remarquer que les tumeurs cancéreuses, pour lesquelles le chirurgien devra surtout employer ce caustique, présentent entre elles tant de variétés sous le rapport de leur forme, de leur étendue, etc., qu'il m'est impossible d'indiquer dans cet ouvrage des règles précises pouvant guider le praticien dans l'application de ce caustique. Les détails dans lesquels je suis déjà entré lui suffirait, j'en suis convaincu; car ce premier agent thérapeutique est d'une application facile.

S'il s'agit d'un cancer du col de l'utérus par exemple, l'opération se fait selon les mêmes principes. Que ce soit un squirrhe ou bien un encéphaloïde, je l'attaque, soit par la potasse caustique, soit par l'acide nitrique.

Pour appliquer ce dernier agent, je me sers d'abord d'un spéculum ordinaire à deux valves qui me permet d'apprécier la position de l'organe malade. Puis une fois que je l'ai trouvé, j'engage dans le premier spéculum un second qui est plein, et dont l'extrémité utérine est recourbée en dedans sur ses bords; c'est ce dernier spéculum qui me sert à bien limiter le col et à l'isoler, pour ainsi dire, des parties voisines. J'enlève alors le premier spéculum, et je laisse le second en place. Je porte sur le col un gâteau de charpie imbibé d'acide nitrique, et je le laisse ordinairement de 12 à 15 minutes. Pendant la journée la malade fait quelques injections avec une dissolution d'alun. Les jours suivants j'opère comme je l'ai indiqué plus haut et comme s'il s'agissait d'un encéphaloïde du sein.

Ce spéculum offre un avantage immense, c'est de pouvoir n'attaquer que l'organe malade en le séparant complétement de parties sur lesquelles l'acide nitrique agirait. Sans cet instrument le chirurgien ne pourrait jamais se hasarder à porter aussi profondément un caustique dont l'action est si puissante.

J'emploie la teinture d'iode pure comme caustique, soit pour ranimer d'anciennes fistules, soit pour cautériser des ulcérations de mauvaise nature. C'est surtout dans les affections scrofuleuses que j'en fais un fréquent usage. Depuis longtemps les propriétés caustiques de ce liquide nous ont été révélées par les travaux de MM. Lugol et Velpeau qui en ont doté la thérapeutique chirurgicale. L'emploi de ce liquide est excessivement facile, et peut être exécuté sans que l'on soit obligé de prendre de grandes précautions. Une seringue de dimension analogue à la fistule par l'ouverture de laquelle l'injection doit être faite, est le seul instrument nécessaire au chirurgien. Quand on veut porter directement la teinture d'iode sur une ulcération de mauvaise nature, on prend un petit pinceau de charpie que l'on trempe dans la liqueur, et légèrement on le passe sur la surface malade.

Il est un autre liquide qui m'a rendu surtout dans un cas un grand service, c'est la liqueur de Ganal, dont on trouve la formule dans son traité sur les embaumements, et qu'avant mes observations les chirurgiens n'avaient pas eu l'idée d'employer dans le traitement de certaines affections chirurgicales. Ce caustique s'emploie en injections dans les trajets fistuleux. J'ai eu l'occasion de l'employer chez une malade dont j'ai rapporté l'observation dans un des chapitres précédents ; on a pu voir d'après les détails dans lesquels je suis entré que cet agent chimique a été d'une efficacité remarquable. Ce liquide s'emploie en injections comme la teinture d'iode, et avec les mêmes précautions.

Telle est la manière d'employer ces différents caustiques. La facilité avec laquelle on peut les appliquer, leur innocuité sur l'économie et les avantages incontestables que l'on en retire sont les motifs qui me les font employer depuis longtemps dans ma pratique.

Avant de terminer ce chapitre, je ferai remarquer une particularité importante qui semble avoir complétement échappé aux chirurgiens qui, depuis longtemps, ont fait quelques essais des caustiques. Leur pratique consiste, une fois qu'ils ont fait une première cautérisation, à attendre la chute de l'eschare pour recommencer cette opération. Cette manière d'opérer doit, comme on le comprend bien, retarder considérablement le traitement et renouveler sans cesse des douleurs aux malades. D'après mon expérience, je suis persuadé qu'il n'est pas du tout nécessaire de se préoccuper de la présence d'une eschare pour opérer une cautérisation, et qu'en appliquant sur elle un caustique quelconque, on peut toujours cautériser les parties sous-jacentes sans craindre de faire souffrir ce malade. C'est en opérant des cautérisations journalières que j'ai pu d'abord diminuer les douleurs des malades, éviter des hémorrhagies qu'auraient pu entraver les opérations, et surtout faire disparaître assez promptement des productions morbides d'un certain volume.

CHAPITRE VI.

PHÉNOMÈNES PHYSIOLOGIQUES ET PATHOLOGIQUES QUI SE PASSENT PENDANT ET APRÈS L'APPLICATION DES CAUSTIQUES.

Il est un fait bien remarquable, et qui m'a surtout fort étonné dans les premiers temps que j'appliquais les caustiques, c'est l'abolition complète de la douleur chez les individus auprès desquels j'étais appelé, et qui portaient une affection qui, depuis un laps de temps plus ou moins long, était le siége de douleurs assez vives. J'ai eu constamment l'occasion de trouver ce fait singulier qui n'est que la conséquence de l'opération. C'est surtout dans les phlegmons, dans le panaris, par exemple, reconnu par tous les chirurgiens pour occasionner des douleurs quelquefois intolérables, que j'ai pu observer le fait dont je parle. Ce phénomène physiologique doit, je crois, être attribué à la destruction des filets nerveux qui, dans l'état malade, se trouvent comprimés par la turgescence des vaisseaux qui les accompagnent. Or, la conséquence immédiate et principale de la cautérisation est de détruire tous les tissus sous-jacents aux caustiques; il ne faut donc pas s'étonner que la douleur disparaisse, puisque les différentes causes qui doivent nécessairement la produire ont été détruites. Ce n'est que de cette manière que l'on peut rationnellement expliquer un phénomène si remarquable dû à la cautérisation.

Pendant l'opération, les malades souffrent, il est vrai ; mais ces souffrances ne sont pas comparables à celles qu'ils éprouvaient quelquefois avant l'opération. Parmi les différents caustiques que j'emploie, c'est le caustique de Vienne que les malades redoutent le plus. La manière dont je m'en sers, et surtout les circonstances dans lesquelles je l'applique, expliquent facilement les douleurs qu'ils ressentent. En effet, je m'en sers le plus communément pour des affections qui n'ont pas encore envahi la peau qui les recouvre, et qui, par conséquent, n'est pas privée de sa sensibilité. Cette première cautérisation une fois faite, on sait que j'ai pour habitude de cautériser sur l'eschare avec la potasse caustique. L'insensibilité de ce second temps de l'opération s'explique alors facilement.

Il me serait après cela difficile d'établir une différence entre les différents caustiques que j'emploie, selon les douleurs qu'ils occasionnent aux malades, puisque je ne m'en sers pas dans des cas semblables. Je dois seulement m'expliquer sur les souffrances que les malades ressentent pendant l'application de l'acide nitrique associé à de la charpie. Je l'emploie, comme on le sait, dans les cas de tumeurs encéphaloïdes ulcérées, et qui par conséquent sont recouvertes par le tissu cutané. Cette dernière circonstance qui pourrait faire prévoir que les douleurs occasionnées par la cautérisation doivent être assez fortes, sont loin d'être aussi violentes que celles que détermine le caustique de Vienne. J'ai pu m'en assurer pendant longtemps chez une malade dont j'ai cité l'observation et qui avait un cancer de l'avant-bras. En admettant même que la première ait occasionné quelques douleurs un peu fortes, les suivantes ont été beaucoup moins douloureuses par la précaution que je prenais de ne pas enlever l'eschare dans toute son épaisseur. J'ajouterai de plus, qu'ayant voulu, au début du traitement, employer le chlorure de zinc, j'ai été obligé d'y renoncer par suite des douleurs que ce caustique avait occasionnées à la malade. C'est même un des motifs que j'ai déja signalés qui m'ont fait rejeter ce caustique de ma pratique. Ces deux caustiques ne peuvent donc pas être comparés sous le point de vue des souffrances qu'ils causent aux malades, et comme, d'après mon expérience, je suis convaincu que l'acide nitrique, tel que je l'emploie, présente en outre des avantages plus grands que le chlorure de zinc, c'est donc un motif de plus qui doit engager les praticiens à employer un caustique, dont jusqu'alors ils ont méconnu la puissance.

Il est encore un point qui me reste à traiter, car il ne se trouve mentionné nulle part, je veux parler de la nature de l'eschare qui succède à l'application de l'acide nitrique. Cette eschare de couleur jaunâtre est molle et ressemble assez à du champignon. Quand on veut essayer de l'enlever, on en détache des morceaux qui ont beaucoup de rapport avec la râpure de cette plante. La nature de cette eschare est encore une circonstance favorable, qui permet au chirurgien de l'enlever pour opérer de nouvelles cautérisations.

Je ne m'arrêterai pas aux autres phénomènes qui résultent de l'application des caustiques, car ils se trouvent décrits dans tous les traités de chirurgie, et de plus cet ouvrage est plutôt destiné à faire connaître de nouvelles applications de la cautérisation, qu'à traiter cette partie de la pathologie chirurgicale.

D'après les différentes parties qui composent ce premier travail, on a pu voir que je me suis spécialement attaché à deux points principaux : d'abord à faire connaître un nouveau caustique qui m'a rendu de très-grands services et avec lequel j'ai obtenu des guérisons inattendues, en second lieu, à montrer que jusqu'alors les caustiques n'avaient été employés que dans peu de circonstances limitées, et qu'au contraire ils étaient destinés à être utiles à l'humanité et à la chirurgie. En effet, d'après les quelques notions générales et historiques qui se trouvent en tête de cette première partie, il est facile de voir que les cas dans lesquels les caustiques ont été employés jusqu'à notre époque sont excessivement restreints, et que si parfois dans quelques feuilles médicales on trouve mentionnées quelques applications nouvelles des caustiques, ces essais sont toujours restés infructueux et abandonnés quelquefois même par ceux qui en avaient eu la première idée.

Je viens à mon tour, confiant dans les résultats remarquables que j'ai obtenus des caustiques, proposer la cautérisation comme une opération vraiment utile et pouvant souvent être employée dans des circonstances où l'instrument tranchant ne peut agir, comme une opération qui a le double avantage d'être plus sûre et plus avantageuse dans les résultats. Au lieu de ne la croire applicable qu'à certains cas limités, au cancer par exemple, je fais plus, je pense qu'elle peut être avantageusement employée dans un grand nombre de circonstances. Les principaux essais des caustiques ayant été faits dans les affections cancéreuses, on a eu le tort de s'imaginer que ce n'était que dans ce cas qu'ils pouvaient être utiles, et c'est en cela que *Canquoin* s'est trompé. Au lieu de donner plus d'extension à sa méthode, il s'est borné à détruire principalement les tumeurs cancéreuses du sein. Pour ma part, depuis plus de vingt-cinq ans j'ai cherché à recueillir des faits nombreux et variés, des affections différentes dans lesquelles l'agent thérapeutique a été toujours le caustique, et ce sont eux que je soumets dans ce moment au jugement des praticiens.

Qu'ils examinent par eux-mêmes les nouvelles applications thérapeutiques que j'ai indiquées dans ce travail, et ils pourront juger une méthode qui a pour elle le temps et l'expérience.

SECONDE PARTIE.

Cette seconde partie est spécialement réservée à quelques considérations sur l'emploi de l'alun, d'abord comme agent désinfectant, en second lieu, comme topique précieux dans le pansement des plaies anciennes ou récentes.

Depuis fort longtemps l'alun est employé en chirurgie dans certains cas particuliers, qui n'ont pas permis aux chirurgiens de découvrir en lui d'autres propriétés que celles que la thérapeutique lui reconnaît. C'est ainsi que jusqu'à présent cet agent chimique a été employé pour arrêter les hémorrhagies, ou comme topique dans quelques inflammations bornées à certaines parties du corps très-limitées; je citerai pour exemples les ophthalmies légères et les phlegmasies superficielles de la muqueuse buccale dans lesquelles l'alun agit comme répercussif, c'est-à-dire en chassant le sang des vaisseaux d'une manière presque mécanique. On sait aussi les heureuses applications que M. Bretonneau a faites de l'alun aux angines pseudo-membraneuses. J'ajouterai à ces diverses affections les cas dans lesquels on emploie ce médicament pour réprimer certaines fongosités et faire cesser ainsi le flux des vieux ulcères.

Telles sont en quelques mots les seules applications chirurgicales que l'on a faites de cet agent chimique. On voit qu'il restait encore à expérimenter un moyen qui devait, sans doute, posséder d'autres propriétés que jusqu'alors on n'avait pas découvertes en lui, mais qu'on pouvait presque soupçonner. J'ai depuis longtemps commencé des expériences dans ce but : j'ai employé l'alun en dissolution, et je suis arrivé à des résultats si heureux que je ne doute pas maintenant de la valeur réelle de ce médicament employé dans les affections chirurgicales. Je montrerai plus bas comment, avec la connaissance des propriétés principales de l'alun, il est facile d'en déduire celles que je lui ai reconnues.

Après avoir montré avec quelle facilité et quels avantages cet agent peut être employé, j'indiquerai certaines circonstances qui me paraissent réclamer l'emploi de ce médicament.

Les résultats continuels que j'obtiens avec ce topique sont si heureux, que je ne doute pas que les chirurgiens voudront par eux-mêmes juger une méthode destinée à rendre de grands services à la thérapeutique chirurgicale.

Avantages qui résultent de l'emploi de l'alun.

Depuis fort longtemps, dans ma pratique, je ne fais usage que de l'alun dans le pansement de toutes les plaies. Aussi ai-je pu facilement arriver à me faire une opinion exacte sur les avantages qu'il présente. Ces avantages peuvent, je crois, être divisés en deux catégories : 1° Les avantages immédiats; 2° les avantages consécutifs.

Les avantages immédiats sont les suivants :

1° *La désinfection.* C'est un fait bien remarquable,

sans doute, que cette propriété désinfectante que possède l'alun : nulle part, cependant, dans les traités de thérapeutique on ne la trouve indiquée. A quelle cause attribuer cette lacune dans la science? A l'emploi très-restreint que jusqu'alors on a fait de cette substance; car, excepté les cas que j'ai indiqués au commencement de cette partie de mon ouvrage, on voit que l'alun a été peu employé par les chirurgiens. J'ai constaté cependant depuis fort longtemps que les odeurs putrides qui s'exhalent des plaies anciennes ou des cancers ulcérés disparaissent complétement au bout de quelques applications d'une dissolution de sulfate acide d'alumine et de potasse ou de ce sel en nature. J'ai vu des malades plongés dans le plus grand des marasmes par suite de l'absorption continuelle de ces gaz délétères, prendre de l'embonpoint, recouvrer leurs forces, renaître pour ainsi dire, après les avoir soustraits pendant quelques jours à cette cause d'infection putride. Un des exemples les plus remarquables que j'ai pu observer est celui de cette malade qui portait à l'avant-bras un fongus encéphaloïde d'un volume si considérable. Aussi je suis persuadé que, sans l'emploi continuel de l'alun, cette malade n'aurait pas pu vivre assez pour me permettre de terminer sa guérison, et qu'elle aurait certainement succombé à une infection putride qui déjà du reste l'avait plongée dans le plus grand des marasmes.

Aussi depuis les nombreux exemples qui me sont passés sous les yeux, il est certain pour moi que l'alun est l'un des meilleurs antiseptiques que possède la thérapeutique.

A quoi attribuer cette propriété désinfectante? L'alun, comme tout le monde le sait, est rangé au nombre des astringents; comme tel il contribue donc puissamment à réprimer ces fongosités qui recouvrent les plaies anciennes, ou ces champignons qui recouvrent les tumeurs encéphaloïdes. Avec toutes ces productions pathologiques qui donnent naissance dans ces cas au pus, dans l'autre à un liquide ichoreux, jaunâtre, et d'une odeur *sui generis*. Si donc par un moyen quelconque on parvient à les réprimer de telle sorte qu'ils finissent par disparaître, on voit que la conséquence de cet effet doit être l'arrêt de cet écoulement putride d'où s'échappent des gaz délétères, et par suite l'infection putride. Du reste il est aussi probable que l'alun agit comme tous les corps antiseptiques, c'est-à-dire en absorbant des gaz délétères. Mais il est une autre considération pathologique qu'il est bon de faire valoir. Il existe souvent dans les altérations morbides que je viens de supposer des parties gangrénées, privées de vie, qui ne contribuent pas peu à accroître l'infection de certaines plaies et qui ne tombent que par morceaux. Si donc on applique sur ces parties une certaine quantité d'alun, cette substance ne tardera pas à déterminer leur chute par suite de l'élimination qu'elle provoquera. Si cette dernière explication de physiologie pathologique ne peut complétement satisfaire l'esprit du chirurgien, il est facile de voir que dans ces cas l'alun doit agir absolument comme dans les angines pseudo-membraneuses, et tous les chirurgiens savent que c'est surtout dans ces affections que l'alun est le plus souvent employé et réellement avantageux.

C'est donc comme absorbant, astringent et repercussif que l'alun agit dans les altérations que j'ai supposées, et c'est à ces diverses propriétés qu'il doit celle de désinfecter les plaies.

Le résultat de mes expériences m'a conduit à penser que sous plusieurs rapports il pourrait avantageusement remplacer les meilleurs antiseptiques, le quinquina par exemple. On sait que, lorsqu'on emploie cette dernière substance, on fait disparaître sous une couche plus ou moins épaisse l'aspect de la plaie que l'on a recouverte, et que, quand on veut juger de la marche de l'affection, il faut laver avec soin, opération que l'on ne pourrait certainement pas renouveler tous les jours sans quelques inconvénients. En second lieu, le quinquina est d'un prix assez élevé pour ne pouvoir pas être employé par tout le monde, surtout quand on en a besoin d'une assez grande quantité. Dans ces cas, l'alun ne présente pas tous ces inconvénients, et il en a cependant tous les avantages. On peut appliquer continuellement des compresses imbibées d'une dissolution d'alun sur une plaie quelconque, et juger les jours suivants de la marche que suit l'affection, sans avoir besoin de prendre aucune précaution préalable, avantage immense dans le cas de plaies saignantes avec facilité. Si, de plus, on compare le prix modique de l'alun à celui du quinquina, on verra bien que les avantages des deux substances étant les mêmes, l'alun peut remplacer le quinquina et être placé au rang des antiseptiques les meilleurs et les plus faciles à se procurer.

Diminution et presque disparition de la suppuration.

Ce serait un sujet certainement nouveau et vraiment intéressant à étudier que la physiologie, la pathologie des plaies que l'on traite par l'application de l'alun en dissolution ; aussi sans vouloir dans ce travail m'occuper spécialement de cette question, je ne puis cependant pas me dispenser d'en traiter une partie.

Les plaies que l'on traite par ce moyen ne présentent, pour ainsi dire, pas de symptômes inflammatoires. La rougeur, la tuméfaction, la douleur qui accompagnent continuellement celles que l'on panse par les procédés ordinaires, apparaissent bien dans les premiers jours, parce qu'elles sont la conséquence du travail phlegmasique qui est existant dès le début de l'affection, mais elles disparaissent facilement après quelques applications d'une dissolution d'alun. Aussi, au lieu d'avoir des plaies rougeâtres, à bords tuméfiés, et recouvertes plus tard de bourgeons charnus qui produisent quelquefois du pus en abondance, je suis parvenu à obtenir des plaies qui ne présentent aucun de ces caractères, et qui ne suppurent pas, pour ainsi dire, ou du moins très-peu, puisque les bourgeons charnus sont déformés et refoulés dès qu'ils apparaissent, par la propriété astringente de l'alun. L'aspect de ces plaies est d'une couleur rougeâtre assez belle, quand on a eu soin de faire tomber sur elles un léger filet d'eau tiède; leurs bords sont lisses, nullement tuméfiés, et presque de niveau avec leur fond. Un fait important à noter est que la suppuration est presque nulle. Cette particularité, en effet, qui est de peu de valeur pour une plaie de peu d'étendue doit être prise en considération quand elle a de certaines dimensions; tous les chirurgiens, en effet, savent que dans certains cas les malades succombent, ne pouvant pas résister à une abondante suppuration. Dans une circonstance assez grave, j'ai pu apprécier la valeur de ce mode de pansement. Il s'agissait d'une plaie de tête très-étendue; au bout de deux jours d'application de compresses imbibées d'alun, je suis parvenu à avoir une plaie présentant peu de symptômes inflammatoires, et surtout fournissant une très-petite quantité de pus; j'ai pu par ce moyen empêcher la formation de ces fusées purulentes qui compliquent si souvent, et qui aggravent toujours les plaies de tête.

3° *L'alun est un bon hémostatique.*

La propriété astringente de l'alun rend ce médicament précieux dans les hémorrhagies : aussi est-il souvent employé dans ces cas en chirurgie. Mais il est urgent de bien apprécier le degré de l'hémorrhagie que l'on veut arrêter. Si c'est un vaisseau d'un certain calibre qui la produit, je crois que l'alun sera insuffisant. Mais si, au contraire, on a à arrêter une hémorrhagie en nappe, ou mieux un écoulement sanguin dont certaines plaies sont si souvent le siége lors des pansements, alors je crois que l'alun pourra être employé avec beaucoup d'avantages. Je suis même persuadé qu'employé dès le début du traitement, il pourra s'opposer aux hémorrhagies qui pourraient survenir par suite même de la nature de l'affection. C'est surtout dans les cas de fongus encéphaloïdes que l'alun est d'un emploi vraiment avantageux; on sait avec quelle facilité étonnante ils sont parfois le siége d'abondantes hémorrhagies : dans ces cas une application, soit d'alun en nature, soit de quelques compresses imbibées d'une dissolution concentrée de ce sel, suffit pour les arrêter.

C'est donc un nouvel avantage du mode de pansement que je propose. Ce n'est certainement pas un des moins réels et un des moins grands, car les chirurgiens savent bien que l'hémorrhagie est souvent un accident sérieux, et qu'il serait toujours utile de pouvoir prévenir dans les affections cancéreuses.

Je n'ai jamais vu survenir d'érysipèle pendant le cours du traitement des plaies. Cette particularité intéressante s'explique facilement quand on songe à la transformation presque complète, pour ainsi dire, que l'on fait subir à la plaie. J'ai déjà eu, en effet, l'occasion de montrer combien étaient peu marqués les phénomènes inflammatoires qui l'accompagnent. Il est facile de conclure de ce fait combien l'érysipèle, qui naît sous l'influence de ces phénomènes inflammatoires qui siégent dans le tissu de la peau, doit être rare.

D'après les avantages immédiats que l'on retire de l'emploi de l'alun dans le pansement des plaies, il est certain que dans les solutions de continuité étendues, dans les amputations par exemple, ce médicament pourrait rendre de véritables services à l'humanité, en diminuant les chances de mort auxquelles sont exposés les malades. La phlébite, qui enlève à elle seule la plus grande partie des amputés, pourrait peut-être, si j'en juge non pas par des observations directes, mais par les résultats divers que j'ai pu constater chez tous mes malades, devenir moins fréquente qu'elle ne l'est aujourd'hui. Cette conclusion, à laquelle j'arrive *à priori*, me paraît rigoureuse d'après la non-apparition des phénomènes inflammatoires dans les plaies que j'ai eu à traiter. Ces phénomènes inflammatoires et la suppuration parfois très-abondante des moignons sont les causes traumatiques de la phlébite; et je crois que l'alun qui s'oppose à leur manifestation pourrait bien être d'une efficacité réelle contre cette funeste complication.

Les avantages consécutifs sont les suivants :

1° D'abord la diminution de la durée de la suppuration, et par suite la guérison plus prompte des plaies. J'ai déjà établi plus haut que le premier fait important de ce mode de pansement était la diminution de la quantité de pus que fournit une plaie. Maintenant je signale une autre conséquence aussi intéressante, c'est la diminution dans la durée de la suppuration. Le contact continuel de l'alun avec les bourgeons charnus empêche, non-seulement qu'ils prennent de trop grandes dimensions, mais encore, par la propriété astringente du topique, il contribue puissamment à la formation de la cicatrice que, dans les modes de traitements ordinaires, on favorise en passant légèrement le nitrate d'argent sur les bourgeons charnus. On sait, en effet, combien cette légère cautérisation active la guérison d'une plaie, tandis que des bourgeons charnus, exubérants, fournissant parfois une assez grande quantité de pus, la retardent. Aussi est-il indispensable de cautériser les bourgeons charnus dès qu'ils apparaissent.

On ne s'étonnera donc pas que par l'emploi de l'alun je parvienne à obtenir la cicatrisation des plaies plus promptement qu'on ne le fait ordinairement. Ce résultat est très-important quand il s'agit de solutions de continuité très-étendues.

2° Le second avantage consécutif de l'alun est de permettre au chirurgien d'obtenir une cicatrice régulière, exempte de toute difformité. Cet avantage résulte également de la propriété astringente de l'alun. Tous les chirurgiens pensent que c'est surtout à l'exubérance des bourgeons charnus, plus proéminents dans un endroit d'une plaie que dans un autre, qu'il faut attribuer ces irrégularités, ces nodosités qui accompagnent quelquefois les cicatrices. Or, par le mode de pansement que j'ai adopté, j'arrive à la fin du traitement sans avoir vu, pour ainsi dire, surgir les bourgeons charnus, tellement ils sont revenus sur eux-mêmes par l'application du topique. Il résulte de ce fait que c'est toujours sur une surface régulièrement plane que se forme la cicatrice qui alors n'offre, aucune partie plus proéminente que d'autre, et que souvent elle est linéaire, peu apparente dans certains cas. J'ai déjà cité l'observation de ce malade que j'ai soigné d'une plaie de tête très-étendue. C'est à peine si on peut distinguer l'endroit où elle existait, tellement la cicatrice est régulière et de peu d'étendue en largeur. Il me serait facile également de citer des faits de cancers du sein assez volumineux détruits par les caustiques, et auxquels a succédé une cicatrice blanchâtre, régulière et nullement adhérente aux tissus sous-jacents. Je ne puis attribuer des résultats aussi avantageux qu'à l'emploi de l'alun en dissolution, si j'en juge par ceux que l'on obtient ordinairement avec d'autres topiques.

Je ne puis terminer ce qui a rapport aux cicatrices sans parler d'un fait très-intéressant que j'ai observé il y a quelques mois, et que j'ai rapporté dans la première partie de cet ouvrage, c'est celui d'un jeune homme qui, à la suite d'une plaie de la paume de la main, avait une cicatrice vicieuse, très-dure et très-irrégulière, qui avait rapproché tellement la région thénar de la région hypothénar du côté droit, que l'usage de cette main était devenu impossible. Après avoir détruit cette cicatrice par le caustique de Vienne, j'opérai au moyen d'une petite planchette, la séparation des deux bords de la paume de la main et je pansai la plaie avec des compresses imbibées d'une dissolution d'alun. Le résultat de ce mode de pansement a été de produire une cicatrice blanchâtre, non adhérente aux parties sous-jacentes, en permettant le mouvement des doigts presque comme auparavant; il me restait encore à détruire une partie de l'ancienne cicatrice pour faire disparaître complétement la difformité, lorsqu'il m'a manifesté le désir de ne plus se soumettre à une opération, se contentant du résultat que j'avais obtenu. J'aurais voulu pouvoir continuer le traitement; et sans aucun doute, si j'en juge par l'amélioration très-grande que l'alun avait produite, je suis persuadé que j'aurais pu le guérir complétement.

Tels sont les avantages que l'on retire de l'emploi de l'alun en dissolution dans le traitement des plaies. Ces avantages réels, comparés à ceux qu'offrent aux chirurgiens les autres modes de pansement, ne leur permettraient pas, je pense, de balancer un instant dans le choix d'un moyen si simple à employer et en même temps si efficace. Si l'on réfléchit, en effet, à la disparition presque instantanée des phénomènes inflammatoires qui compliquent toujours les plaies et qui exposent si souvent la vie des malades, à la simplicité de la marche des affections soumises à ce mode de pansement, on verra que désormais les applications émollientes que l'on est obligé d'employer au début et que souvent on continue trop longtemps, ne sont plus utiles maintenant et qu'elles peuvent être remplacées dès à présent par un médicament bien simple à employer et sûr dans ses résultats.

Des avantages de ce mode de pansement il résulte que dans certaines circonstances il pourrait être d'une très-grande utilité. Dans les plaies d'armes à feu par exemple, je ne doute pas que l'on en obtiendrait des résultats tout au moins aussi avantageux qu'avec les autres topiques dont on se sert habituellement; je pense même que la facilité extrême avec laquelle ce mode de pansement peut être employé, doit lui donner la préférence sur eux. Sur un champ de bataille, par exemple, quelquefois les blessures des soldats ne sont pas assez graves pour les diriger sur une ambulance, et cependant, il faut les panser pour qu'ils puissent retourner au combat: que faire alors? quel mode de traitement employer? La glace tant vantée par un chirurgien militaire est-elle d'un emploi facile dans une circonstance pareille? non, certainement. Rien de plus simple dans ce cas que d'avoir de l'alun dont on fait une dissolution, et d'appliquer sur les blessures des soldats des compresses imbibées de ce liquide que l'on attache au moyen d'une bande; ce pansement a l'avantage de pouvoir rester en place jusqu'à ce que les blessés puissent être dirigés sur une ambulance, pourvu qu'ils aient le soin d'imbiber souvent l'appareil; ce mode de pansement présenterait dans ce cas un grand avantage, celui de pouvoir rester plusieurs jours en place sans que le chirurgien ait besoin de l'enlever; et s'il faut en croire un chirurgien militaire M. Bégin, dont l'autorité est reconnue de tous les chirurgiens parce qu'il a été à même d'observer la marche des plaies pansées de diverses manières, il paraîtrait que les blessures par les armes à feu guérissent d'autant mieux qu'on laisse les pièces d'appareil appliquées plus longtemps sur elles. Il faudrait donc, d'après lui, pouvoir trouver un topique qui, tout en possédant les propriétés nécessaires pour amener la guérison de ces sortes de plaies, n'exigerait pas qu'on le renouvelât tous les jours : aussi s'est-il arrêté depuis longtemps à de simples compresses imbibées d'eau fraîche dès le début de l'affection. Je pense que des compresses imbibées d'une dissolution de sulfate acide d'alumine et de potasse rempliraient parfaitement le but désiré. D'abord l'alun possède à un haut degré la propriété antiphlogistique si indispensable dans les plaies par armes à feu et que l'on retrouve dans l'emploi de la glace; car s'il m'est permis de juger par les faits que j'ai observés, je pense que ce topique pourrait peut-être empêcher ou enrayer dans leur marche les accidents inflammatoires si redoutables dans cette sorte de plaies. En second lieu, le premier appareil une fois appliqué, on peut facilement le laisser en place pendant plusieurs jours, pourvu que les blessés aient l'attention de l'humecter souvent dans la journée.

Ce serait donc, je crois, une circonstance dans laquelle ce mode de pansement pourrait être appliqué avec avantage.

Du reste, la manière d'employer l'alun comme topique dans les affections chirurgicales est excessivement simple; je fais faire une dissolution de 50 grammes d'alun dans un litre d'eau à peu près et selon la position et la forme de la plaie, je fais appliquer soit des compresses, soit de la charpie imbibée de cette dissolution : je recommande aux malades d'avoir l'attention de les humecter toutes les demi-heures, et par ce mode de pansement si simple et si facile à faire, la plaie se guérit rapidement sans qu'aucun accident grave vienne retarder la guérison; car, je le répète encore, dans le grand nombre d'affections chirurgicales que j'ai traitées et dans lesquelles j'ai toujours employé l'alun comme topique, je n'ai jamais eu d'accident sérieux à combattre. Aussi je ne puis m'expliquer les heureux résultats que j'obtiens de la cautérisation, que par l'emploi continuel que je fais de cet agent chimique.

Telle est, en effet, ma pratique : Après les cautérisations je fais tenir sur l'eschare de la charpie imbibée d'une dissolution d'alun. Je trouve dans cette application l'immense avantage d'empêcher l'apparition de symptômes inflammatoires, soit même de les diminuer, de manière à me permettre de renouveler presque tous les jours, si la maladie l'exige, l'application des caustiques. On connaît encore un autre avantage qui, quoique n'étant pas particulier au mode de topique, doit néanmoins être mentionné. L'application continuelle de compresses imbibées d'une dissolution d'alun fait que l'eschare, au lieu de se durcir comme cela arrivait nécessairement, se ramollit et devient perméable à la nouvelle application de caustique que je fais sur elle, de sorte que je suis sûr que cette dernière cautérisation qui a l'avantage de ne pas causer de douleurs aux malades, pénètre assez profondément pour attaquer les tissus sous-jacents à la première eschare. C'est en agissant toujours ainsi que j'ai pu obtenir ces guérisons vraiment remarquables, d'abord par la simplicité même du traitement, en second lieu par le résultat définitif; car depuis fort longtemps j'ai opéré des tumeurs du sein reconnues cancéreuses par des médecins éclairés de Paris, et toujours avec succès. Je ne puis du reste expliquer cette heureuse circonstance que par le mode opératoire et les caustiques que j'ai adoptés.

Je ne crois pas nécessaire de rapporter ici des observations favorables au topique que je préconise comme devant remplacer avantageusement tous les médicaments employés jusqu'à ce jour dans le pansement des plaies. Depuis longtemps je l'emploie seul, et les résultats que j'en ai obtenus ont été si remarquables qu'un simple énoncé de ces faits serait insuffisant si on ne jugeait pas par soi-même de l'efficacité réelle du topique que je propose. Du reste je ne puis que renvoyer le lecteur aux observations que j'ai rapportées dans la première partie de cet ouvrage, car dans tous ces faits j'ai employé simultanément les caustiques et l'alun en dissolution. J'ajouterai même avant de terminer, et cela me paraît important à noter, que dans certains cas vraiment désespérés de fongus cancéreux, je n'ai pu arriver à la guérison complète de ces affections, qu'en employant l'alun en dissolution; de cette manière en effet il m'a été facile d'arrêter des écoulements abondants et fétides qui, sans cette première précaution, auraient bientôt fait périr les malades. Tous les chirurgiens le savent bien assez, ce qui les arrête souvent dans le traitement de certaines affections chirurgicales, c'est la faiblesse des malades qui ne leur permet pas de réagir contre la marche de la maladie et contre les accidents qui pourraient survenir après l'opération. Et quand un malade est atteint depuis longtemps d'une tumeur ulcérée, personne n'ignore que c'est la fièvre hectique qui est l'accident le plus à redouter, fièvre hectique dont la cause réside dans l'absorption des gaz délétères que répand le pus qui s'écoule de ces tumeurs, et dans la quantité même de ce pus. Il faut donc commencer par l'enrayer dans sa marche si l'on veut plus tard débarrasser le malade de son affection; c'est ce moyen que je propose, car c'est une des circonstances dans lesquelles il pourra être avantageusement employé.

Telles sont les réflexions qui m'ont été suggérées par les nombreux résultats que j'ai obtenus de l'emploi de l'alun. Les propriétés que je lui ai reconnues étaient restées complétement ignorées des praticiens jusqu'à l'époque où je lus à l'Institut les quelques notes d'après lesquelles j'ai pu faire cet ouvrage. Et j'ai ajouté à cette dernière partie ce que j'ai dit précédemment de l'acide nitrique solidifié dans le traitement des affections cancéreuses et scrofuleuses et des résultats avantageux que l'on en obtient, quand on l'emploie d'une manière convenable. On voit de suite combien la thérapeutique de ces affections est simplifiée, et combien peuvent l'être également les suites d'une opération quelque grave qu'elle soit.

Pénétrés des divers résultats que j'ai publiés dans cet ouvrage, les chirurgiens voudront, j'en suis persuadé, expérimenter de nouveau un mode de traitement auquel j'ai donné beaucoup plus d'extension qu'il n'en avait avant mes observations, et juger par eux-mêmes une méthode qui a le double avantage d'être simple dans son application et toujours avantageuse dans ses résultats.

TABLE DES CHAPITRES.

www.ingramcontent.com/pod-product-compliance
Ingram Content Group UK Ltd.
Pitfield, Milton Keynes, MK11 3LW, UK
UKHW012223240726
13966UKWH00003B/927

9 782012 460027